AF343445

ESSAIS
PHYSIOLOGIQUES,

CONTENANT

I. Des recherches sur les causes du mouvement des Fluides dans les très-petits vaisseaux des Animaux.

II. Des observations sur la Sensibilité & sur l'Irritabilité des parties du corps animal, à l'occasion du Mémoire de M. Haller sur ce sujet.

Par M. ROBERT WHYTT*, Docteur en Médecine, de la Société Royale de Londres, Membre du Collége Royal des Médecins & Professeur en Médecine dans l'Université d'Edimbourg.*

Traduits de l'Anglois, par M. THEBAULT*, Docteur en Médecine & Professeur de l'Ecole de Mathématiques, établie à Rennes par les Etats de Bretagne.*

A PARIS,

Chez les Freres ESTIENNE, rue S. Jacques, à la Vertu.

―――――――――――――――――――――

M. DCC. LIX.

Avec Approbation & Privilége du Roi.

ESSAIS PHYSIOLOGIQUES,

CONTENANT

I. Des recherches sur les causes du mouvement des Fluides dans les très-petits vaisseaux des Animaux.

II. Des observations sur la Sensibilité & sur l'Irritabilité des parties du corps animal, à l'occasion du Mémoire de M. Haller sur ce sujet.

Par M. ROBERT WHYTT, Docteur en Médecine, de la Société Royale de Londres, Membre du Collége Royal des Médecins & Professeur en Médecine dans l'Université d'Edimbourg.

Traduits de l'Anglois, par M. THEBAULT, Docteur en Médecine & Professeur de l'Ecole de Mathématiques, établie à Rennes par les Etats de Bretagne.

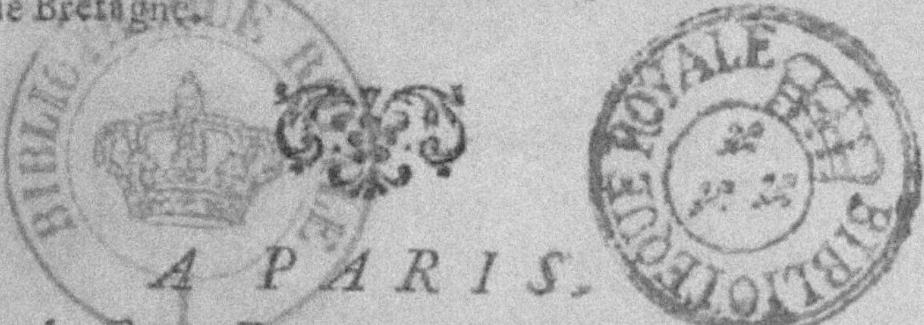

A PARIS,

Chez les Freres ESTIENNE, rue S. Jacques, à la Vertu.

M. DCC. LIX.

Avec Approbation & Privilége du Roi.

TABLE
DES MATIERES.

TABLE.

Fin de la Table.

APPROBATION.

J'ai lu, par l'ordre de Monseigneur le Chancelier, un manuscrit intitulé : *Essais Physiologiques*, traduits de l'Anglois, de M. ROBERT WHYTT, &c. : cet ouvrage mérite d'autant plus d'être imprimé, que c'est une suite d'observations & d'expériences, & que ce qui peut être hypothétique se déduit même, assez facilement, de ces observations & de ces expériences. Fait à Paris, ce 10 Mai 1758. GUETTARD.

RECHERCHES

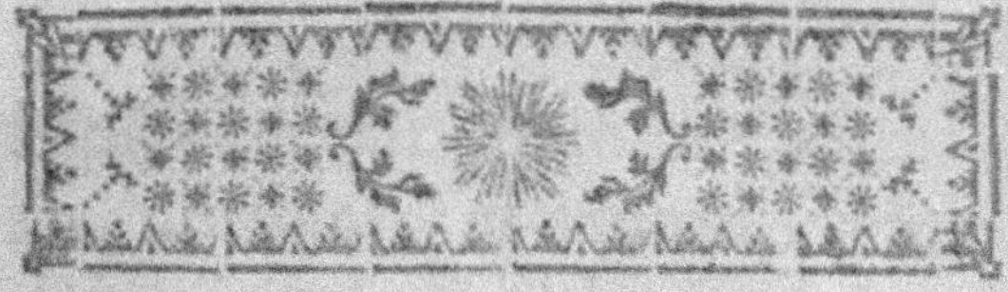

RECHERCHES

SUR LES CAUSES

DU MOUVEMENT

DES FLUIDES

DANS LES TRÈS-PETITS VAISSEAUX

DES ANIMAUX.

QUOIQUE la circulation du sang soit connue il y a plus d'un siècle, & que différens Auteurs aient écrit sur cette matière, il reste encore des difficultés qu'ils n'ont pas suffisamment éclaircies. La cause du mouvement des fluides, dans les très-petits vaisseaux, est de ce nombre.

A

Les premiers Auteurs, qui embrassèrent la doctrine de Harvey, semblent n'avoir attribué, qu'à la force du cœur, la circulation dans les artères & dans les veines (*a*). Mais Borelli persuadé, suivant l'opinion qui régnoit alors, que les artères & les veines étoient séparées par une substance spongieuse, en conclut, que le sang ne pouvoit pénétrer dans les veines naissantes par la force impulsive des fluides artériels. Il suppose qu'il s'y introduit de la même manière, que les particules d'eau s'insinuent dans une éponge, ou dans toute autre substance poreuse. Comme on ignoroit alors entiérement la raison des phénomènes des

(*a*) Jo. Walæi epist. ad Barthol. de motu chyli & sanguinis.

tuyaux capillaires, & que les effets mêmes n'en étoient presque point connus, il n'est pas étonnant que Borelli, n'admettant point l'attraction, attribuât le passage du sang dans les veines à sa pesanteur (*b*). Il ne paroît pas avoir fait attention que l'eau ne s'élève qu'à une hauteur déterminée, & n'entre qu'en une certaine quantité dans les corps poreux.

Pitcairn (*c*), après avoir montré que les sécrétions ne peuvent se faire par filtration, ni par le moyen de fermens placés dans les glandes, s'efforce de prouver qu'elles ne dépendent que de la différence des diamétres des vaisseaux sécrétoires;

(*b*) Borelli de motu animal. pars II. prop. 32.

(*c*) Dissert. de circulat. sanguinis per vasa minima.

A ij

mais cet Auteur n'a pas poussé
ses recherches jusqu'à la cause
qui fait pénétrer les fluides dans
ces vaisseaux.

Pour écarter toute difficulté
sur cette matière, il y a des Auteurs qui ont avancé depuis
peu, que la vitesse du sang est
plus grande dans les petits vaisseaux que dans les gros ; mais il
est surprenant qu'une assertion
aussi contraire aux loix de l'Hydraulique ait échappé au célè-
bre Hoffman (*d*).

(*d*) Fred. Hoffm. system. med. L. 1 §. 1.
c. vj. n°. xvij.

C'est un principe d'Hydraulique, que
si, à travers les coupes transverses d'un
canal quelconque, simple ou divisé en
rameaux, il passe dans le même temps
la même quantité de fluide, les vitesses
sont réciproquement comme les sections;
or, dans le corps humain, la somme des
lumières des branches est toujours plus
grande que celle du tronc : donc la vitesse
dans les branches est moindre que dans le
tronc, &c.

Quelque facile que paroisse à ces Auteurs le mouvement des fluides dans les petits vaisseaux des animaux, on trouvera de la difficulté à l'expliquer, si on réfléchit 1°. sur la résistance qui naît du frotement dans l'aorte & dans toutes ses branches, lequel augmente en raison de la diminution des diamétres : 2°. sur l'attraction réciproque, ou l'adhérence des particules des fluides & des parois des vaisseaux dans lesquels ils se meuvent. On sentira même que la force du cœur & la contraction des grosses artères ne sont pas suffisantes pour pousser les fluides dans les plus petits vaisseaux du cerveau, & de plusieurs autres parties du corps.

Pour éclaircir cette matière, nous examinerons les différen-

tes causes auxquelles on attribue ordinairement la circulation du sang.

SECTION I.

De la force du cœur, de la contraction des artères, de la pesanteur, de l'attraction des tuyaux capillaires, considérées comme causes de la circulation des fluides dans les petits vaisseaux des animaux.

La principale cause de la circulation du sang est, sans contredit, la contraction du cœur. Commençons donc par examiner jusqu'à quel point cette force influe fur le mouvement du fang dans les très-petits vaiffeaux des animaux.

Si on fuppofe la force avec laquelle le fang eft porté dans l'aorte, par le ventricule gauche du cœur, égale à la preffion d'une colomne de fang de 90 pouces de hauteur (*e*) ; on aura le *moment* de ce fluide, dans une artere quelconque, en multipliant l'aire de la coupe tranfverfe de cette artère par 90, hauteur de la colomne de fang, dont on fuppofe la pref-fion égale à la force impulfive du cœur. Le produit de cette multiplication donne le nom-

(*e*) Le docteur Hales, d'après plufieurs expériences fur différens animaux, penfe que le fang s'éléveroit à la hauteur de 90 pouces, dans un tube fixé à l'artère caro-tide d'un homme d'une taille moyenne. *Hæmaft.* p. 33. n°. 11.

A iv

bre de pouces, ou de parties de pouces cubiques de sang, dont le poids égale la force impulsive avec laquelle le sang est chassé dans cette artère par la contraction du cœur.

En général on a regardé le diamétre d'un globule rouge de sang comme un peu moindre que $\frac{1}{1000}$ partie d'un pouce; mais le docteur Martine a montré, d'après les dernières observations de Lewenhoek & de Jurin, qu'il est $\frac{1}{1955,3}$ partie d'un pouce (*f*). Lewenhoek a même

___

(*f*) Essais & observations de médecine de la société d'Edimbourg. Tom. II. p. 135.

En examinant les globules du sang avec une lentille, qui faisoit paroître le diametre des objets 250 fois plus grand, ils n'ont pas paru à M. Haller avoir plus de $\frac{1}{25}$ de pouce, ce qui donneroit $\frac{1}{5000}$ partie d'un pouce de diametre. *Mémoire sur le mouvement du sang.* p. 17.

observé, que, dans une très-
petite artère capillaire, ces globules sont quelquefois forcés
de prendre la figure d'un sphé-
roïde allongé ; ainsi on peut regarder le diamétre d'une telle
artère, comme à peu près égal
à celui d'un globule rouge. Si,
pour rendre le calcul plus facile, on suppose donc le diamétre d'une artère capillaire du
premier genre égal à $\frac{1}{1000}$ partie
d'un pouce, l'aire de sa coupe
transverse sera 0.000 000 196,
& ce nombre, multiplié par 90,
donne 0.0 000 176 parties d'un
pouce cubique de sang, ce qui
vaut 0.00 466, ou $\frac{1}{214}$ partie
d'un grain (*g*). Ce produit est

(*g*) Un pouce cubique de sang chaud
pese, selon quelques-uns, 266 grains, &
selon d'autres un peu plus de 267 ; mais
le docteur Martine paroît l'avoir fixé assez

égal au *moment* du sang, résul-
tant de la force du cœur, dans
une artère capillaire, dont le
diamétre est $\frac{1}{1000}$ partie d'un pouce, faisant abstraction du frote-
ment, & supposant que les aires
des sections transverses de toutes les artères capillaires du
corps humain, sont égales à
l'aire de l'aorte. Mais le frotement devant être compté, &
les aires des artères capillaires
surpassant l'aire de l'aorte, le
moment du sang, dans une artère capillaire rouge, sera bien
moindre que dans notre calcul.

Pour rendre ceci plus clair,
supposons qu'un tuyau *A*, d'un
pouce de diamétre, soit divisé
en plusieurs branches, & se termine par 10 000 petits tubes *a*,

exactement à 264 ¼. Je l'ai supposé de 265
grains, pour éviter les fractions.

a, a, a, &c. chacun de $\frac{1}{100}$ de pouce de diamétre ; la somme des aires des coupes transverses de ces 10 000 tubes est égale à celle du tuyau *A.* Si, dans un tel syftême de vaiffeaux, on pouffe un fluide avec une force donnée quelconque, les viteffes dans les petits tubes *a, a, a, a,* &c. feront égales à la viteffe dans le tuyau *A* & les *momens m, m, m, m,* &c. pris enfemble, abftraction faite du frotement, feront exactement égaux au moment *M* dans le tuyau *A,* c'eft-à-dire que 10 000 $m = M$, ou $m = \dfrac{M}{10\,000}$. Mais fi un autre tuyau *B,* du même diamétre que *A,* fe termine par 300 000 petits tubes *b, b, b, b,* &c. chacun de $\frac{1}{100}$ de pouce de diamétre, quoiqu'un fluide foit

A vj

pouffé dans les deux troncs *A* & *B* avec la même viteffe, & que par conféquent le *moment* foit égal dans les deux, la viteffe dans un des petits tubes *a, a, a, a,* &c. fera à la viteffe dans un des petits tubes correfpondans *b, b, b, b,* &c. comme 30 à 1, & ainfi les *momens* feront dans la raifon de 900 à 1.

Le docteur Keill ayant mefuré les artères du corps humain, a fixé, d'après fes mefures, le rapport des branches à leurs troncs après chaque divifion. Il donne une méthode pour calculer à quel dégré la viteffe du fang eft rallentie dans les différentes artères par l'augmentation du diamétre des vaiffeaux (*h*). On trouvera, fuivant cette méthode, que la viteffe

(*h*) Keill's tentamen, med. phyf. 2.

du sang dans une artère, dont le diamétre est $\frac{1}{2000}$ partie d'un pouce, doit être à sa vitesse dans l'aorte, comme 1 est à 345, que par conséquent le *moment* du sang, dans une telle artère, est moindre (de $345 \times 345 = 119025$) que dans le calcul ci-dessus, c'est-à-dire,

$$= \frac{1}{214} \times 119025 = \frac{1}{25471350}$$

partie d'un grain ; mais puis-qu'un globule rouge pèse

$$\frac{1}{50000000}$$ partie d'un grain (*i*),

il s'ensuit que la force de pres-sion d'un tel globule dans son artère capillaire, produite par l'impulsion du cœur, n'excède pas deux fois son propre poids.

(i) Essais & observations de médecine de la société d'Edimbourg. Tom. II. art. vij. §. xj.

Quelque petit que soit ce *moment*, le frotement doit encore le diminuer ; & quoiqu'il soit difficile de déterminer cette diminution avec certitude, on jugera, par ce qui suit, qu'elle doit être très-considérable.

I. Si on fixe horisontalement, & l'un après l'autre, au côté d'un vase plein d'eau, deux tuyaux d'égale longueur, & que ces tuyaux placés à quatre pieds au-dessous de la surface de l'eau ayent pour diamétres $\frac{371}{1000}$ & $\frac{90}{1000}$ parties d'un pouce, il s'écoulera par le premier 179 onces d'eau, & $6\frac{1}{8}$ par le second, dans une demi-minute ; donc les vitesses de l'eau dans ces deux tuyaux sont comme 1293 & 756. La vitesse dans le premier tuyau se fût trouvée plus grande, sans l'inégalité de réfiftance de l'air ; & le rapport des viteffes dans les deux tuyaux eut été, à peu près, comme les racines quarrées de leurs diamétres refpectifs (*k*).

Par conféquent, fi on fuppofoit une artère capillaire de $\frac{1}{1000}$ partie d'un pouce de diametre fortant directement de l'aorte, avant qu'elle eût fourni aucunes branches intermédiaires, la viteffe du fang dans cette artère, toutes chofes égales d'ailleurs, feroit prefque à la viteffe du fang dans l'aorte dans le rapport de $\sqrt{0.000}$5, diamétre de l'artère capillaire, à $\sqrt{0.7}$, diamétre de l'aorte, c'eft à-dire, comme 1 eft à 37.4 ; ainfi le *moment* d'un feul globule dans

(*k*) Robinfon's animal œconom. prop. 1..exp. 2.

cette artère capillaire seroit à celui qu'il auroit dans l'aorte, comme 1 à 1398.

II. De plus, la perte de mouvement que le frotement occasionne, dépend non seulement de la petitesse des vaisseaux, mais encore de ce qu'ils sont plus ou moins éloignés du cœur. En effet, si on fixe au côté d'un vase rempli d'eau, & à quatre pieds au-dessus de la surface, deux tuyaux cylindriques de $\frac{345}{1000}$ parties d'un pouce de diamétre, l'un de deux pieds de longueur & l'autre de huit, les quantités écoulées dans une demi-minute, seront $97\frac{1}{2}$ & 175 onces; ainsi les vitesses de l'eau dans les deux tuyaux ayant été comme $97\frac{1}{2}$ & 175, l'excès du frotement dans le plus long tuyau a fait perdre à l'eau plus de $\frac{1}{3}$ de sa vitesse (*l*).

III. La vitesse du sang sera encore plus ou moins grande, à raison des angles sous lesquels les branches partent de leurs troncs. Les différentes courbures & circonvolutions des petites ramifications artérielles, doivent aussi augmenter le frotement, & par conséquent le mouvement du sang. Une expérience du docteur Hales semble le confirmer : on y voit que la vitesse du sang diminue dans une plus grande raison, que dans les expériences faites avec des tuyaux droits & cylindriques, telles que nous venons de les rapporter. Il ouvrit d'un

(*l*) Robinson's anim. œconom. prop. 1. exp. 1.

bout à l'autre, avec des cizeaux, les boyaux d'un chien, du côté opposé à l'insertion des artères & des veines méfentériques, & fixa un tube à l'aorte descendante. Il trouva qu'avec une pression égale à la force du cœur, il ne paffa, dans un temps donné, à travers les orifices capillaires des branches qui s'étendent sur les boyaux, que $\frac{1}{3}$ de l'eau, qui paffa par les artères méfentériques coupées tout près des boyaux mêmes. Cependant l'aire des orifices des premières furpaffoit celle des dernières, & les diametres des méfentériques coupées n'étoient pas quadruples des artérioles-capillaires, qui s'étendent sur les boyaux (*m*).

Il paroît donc, que la viteffe

(*m*) Hales Hæmaft. exp. 9.

du fang ne fera pas la même
dans toutes les artères du même
diamétre, comme quelques Auteurs l'ont imaginé & ont tâché
de le prouver. Elle fera plus ou
moins grande, à raifon de leur
éloignement du cœur, de l'excès des branches fur leurs
troncs, des angles fous lefquels
elles partent, du nombre & du
dégré de leurs courbures.

Conformément à ce que nous
difons, le docteur Hales a obfervé, que dans une artère capillaire des poumons d'une grenouille (où la diftance du cœur
eft très-petite, & où l'excès de
l'aire de toutes les branches fur
leurs troncs, n'eft pas à beaucoup près fi grand que dans les
autres parties du corps) le fang
circuloit quarante-trois fois plus
vite, que dans une artère ca-

pillaire des muscles du bas-
ventre. Il est probable, qu'à
l'exception des vaisseaux du
poumon, le plus grand mouvement du sang est dans les
vaisseaux du cœur. En conséquence de cette prompte circulation, soit que la chaleur
animale vienne du frotement
du sang contre les parois des
vaisseaux, soit qu'elle vienne
d'un mouvement intestin des
parties du sang même, il est
évident que, toutes choses
égales d'ailleurs, il doit naître
plus de chaleur dans les poumons & dans le cœur, que dans
toute autre partie du corps.
De-là vient la nécessité d'un
nouvel air pour rafraîchir continuellement le sang dans son
passage à travers les vaisseaux
pulmonaires. Cette opinion

n'eſt pas fondée ſeulement ſur
la théorie ; l'expérience confirme que la plus grande chaleur dans un animal eſt preſque
toujours aux environs du cœur.
Sous l'aîle d'un choucas (*n*), la
chaleur fit monter le mercure
dans mon thermométre à 104
dégrés de l'échelle de Farein-
heit ; dans l'inteſtin rectum, il
monta à 107$\frac{11}{2}$, & à 109^d. lorſque je l'appliquai au cœur. J'ai
auſſi trouvé, que la chaleur
dans le cœur d'un pigeon excède de plus d'un dégré celle
de l'inteſtin rectum.

Si donc le *moment* d'un ſeul
globule rouge, réſultant de la
force impulſive du cœur, n'excède pas, dans ſon artère capillaire, (abſtraction faite du fro-

(*n*) Jack-Daw. Choucas, eſpece de
corneille.

tement) deux fois son poids, ou

$$\frac{1}{25\,471\,350}$$ partie d'un grain,

& si, depuis sa sortie du cœur, le frotement lui a fait perdre une partie considérable de son mouvement, comme on peut le conclure de ce que nous avons dit, il s'ensuit que la force réelle restante d'un tel globule, quand il arrive à une artère capillaite, est probablement moindre que son propre poids. Cette force seroit donc à peine capable de vaincre la résistance qu'un globule doit rencontrer en passant à travers un vaisseau, qui l'embrasse étroitement, quand même le fluide qui le précède ne s'opposeroit point à son mouvement progressif.

Je ne prétends point donner

ces calculs de la force du fang
dans les petits vaiffeaux, comme des démonftrations, mais
comme de fimples éclairciffe-
mens. J'accorderai que dans
ces calculs le *moment* d'un globule rouge, dans une artère
capillaire, eft trop petit, ou
parce que j'ai fuppofé, d'après
le docteur Hales, la force générale du ventricule gauche du
cœur trop petite, ou parce que,
d'après le docteur Keill, j'ai
fuppofé trop grand le nombre
des branches des artères, & le
rapport qu'elles ont à leurs
troncs. Mais il fera toujours
évident, que la force du cœur
ne peut mouvoir les fluides
dans les derniers ordres des
vaiffeaux, ou, ce qui eft la même
chofe, que le ventricule gauche
du cœur ne peut porter à cha-

que contraction, la masse entière des fluides, qui circulent dans tous les vaisseaux du corps.

Le docteur Hales a observé que le mouvement du sang étoit accéléré à chaque systole du cœur, & dans les petites artères, & dans les veines naissantes des poumons d'une grenouille. Lewenhoek nous assure avoir vu la même chose dans d'autres parties de différens animaux. Ainsi on ne peut douter que la force impulsive du cœur ne se fasse sentir au moins jusqu'aux artères capillaires du premier ordre. Il est même probable qu'elle s'étend jusqu'aux veines correspondantes, surtout lorsqu'elles sont peu éloignées du cœur.

Mais on ne peut nier, que le *moment* du sang dans les artères capillaires

capillaires rouges, lorsqu'elles
font à une diſtance conſidérable du cœur, ne doive être
très-petit; cela paroît par une
obſervation du docteur Hales.
La viteſſe du ſang dans une artère capillaire du ventre d'une
grenouille étoit preſque neuf
cens fois moindre que la viteſſe
uniforme de ce fluide dans
l'aorte d'un homme (o), & par
conſéquent 2. 6 fois moindre
que dans notre calcul par rapport aux artères capillaires du
corps humain. Dans l'artère
capillaire de cette grenouille
l'excès du *moment* d'un globule rouge ſur la réſiſtance à
vaincre ne montoit donc qu'à

$$\frac{1}{173\ 340\ 000}$$ partie d'un grain:

il étoit par conſéquent bien

(o) Hæmaſtat.

B

moindre que $\frac{1}{3}$ du poids de ce globule, en supposant, comme il est très-probable, que les globules du sang sont de la même grandeur dans l'homme & dans la grenouille (*p*).

Si le *moment* d'un globule rouge dans son artère capillaire n'égale pas le tiers de son poids, après avoir vaincu la résistance du sang dans la veine correspondante, il est évident que les globules des autres genres, qui se meuvent avec ceux du premier, doivent être poussés par le cœur avec moins de force encore dans les artères lymphatiques latérales. Cette foible impulsion seroit sûrement incapable de leur faire parcourir les

(*p*) Essais & observations de médecine de la société d'Edimbourg. Tom. II. art. viij. §. v.

vaisseaux séreux, lymphatiques,
& ceux des autres genres inférieurs.

Mais, pour éclaircir encore
davantage cette matière, appli-
quons les principes établis ci-
dessus à la recherche de la force
que peut avoir le cœur à l'origine des nerfs.

Lewenhoek dit avoir découvert, dans la substance corticale
du cerveau, des vaisseaux qui
ne pouvoient admettre un globule, dont le diamétre étoit
$\frac{1}{128\,000}$ partie d'un pouce (q);
il observa, en même temps, que
les fibres de la substance médullaire avoient la figure d'un
quadrilatère, ou d'un exagone:
d'où il conclut qu'elles devoient être composées de fibres

(q) De cerebro. p. 35.

plus petites encore, & dont l'extrême finesse l'empêcha de découvrir la figure. Il ne croit pas qu'on puisse jamais les voir distinctement (r).

Le docteur Porterfield a calculé d'après une expérience du docteur Hook, que le diamétre d'une fibre nerveuse étoit $\frac{1}{21000}$ partie d'un pouce (∫); mais comme on n'a jamais pu découvrir de cavité dans les nerfs avec les meilleurs microscopes, il est certain que, s'ils sont creux, le diamétre de leur cavité doit être moindre. Peut-être même est-il plus petit que $\frac{1}{200000}$ partie d'un pouce;

(r) Epist. 34.
(∫) Essais de médecine de la société d'Edimbourg. Tom. IV. p. 305.

car, dans cette fuppofition, un
microfcope qui rend le diamétre d'un objet huit cent fois plus
grand, feroit paroître les cavités des nerfs égales à un point
d'un diamétre de $\frac{1}{250}$ partie
d'un pouce, objet qu'un bon
œil peut appercevoir. Lewenhoek, vers la fin de fa vie,
prétendit plus d'une fois avoir
vu très-diftinctement des cavités dans les nerfs : mais perfonne n'a pu confirmer cette
découverte depuis fa mort.
Pendant fa vie même, quoiqu'il
apperçut ces cavités, il ne put
jamais les faire appercevoir à
qui que ce foit, comme il paroît
par le paffage fuivant, tiré de fa
trente-deuxiéme Lettre : *Id
unum in hoc negotio male me
habet, quod cavitates illas*

nemini possum conspicuas ex-
hibere ; nam simul ac illas
oculis meis examinandas ad-
moveo, illico & minuto citius
per exsiccationem consident.
S'il ne pouvoit découvrir la figure des dernières fibres de la
moëlle allongée, à cause de
leur ténuité, comme il l'avoue
lui-même, il n'est pas probable
qu'il ait vu les cavités des nerfs
qui semblent être une produc-
tion de ces fibres, ou qui du
moins sont d'une égale petitesse.

Mais de peur que les personnes, peu accoutumées à de pareilles spéculations, ne regar-
dent comme impossible le mouvement d'un fluide dans des
vaisseaux d'une petitesse si éton-
nante, je les prie de réfléchir
sur la divisibilité infinie de la

matière, & particulièrement sur
la ductilité prodigieuse de l'or.
L'épaisseur de l'or qui couvre
les lames d'argent doré ne
monte pas à $\dfrac{1}{12\,000\,000}$ partie
d'un pouce (*t*), c'est-à-dire, à la
soixantiéme partie du diamétre
de la cavité que nous supposons
aux nerfs, quoiqu'à l'aide du
meilleur microscope on ne puisse découvrir aucun pore dans
cette épaisseur. Les particules
d'une feuille d'or si mince, na-
geant dans un fluide, passe-
roient avec plus de liberté à
travers les nerfs, qu'un seul
globule ne coule dans une artère capillaire.

Une bulle de savon grossie
présente à sa partie supérieure

(*t*) Mémoires de l'Acad. des sciences.
année 1713.

B iv

une tache noire dont l'épaiſ-
ſeur, ſuivant la théorie de
M. Newton, excéde à peine

$$\frac{1}{3\,000\,000}$$ partie d'un pouce.

Ainſi un fluide compoſé d'eau,
d'alkali, de chaux & d'huile,
peut être diviſé par l'art en des
parties dont le diamétre eſt 50
fois moindre que celui que
nous avons ſuppoſé aux nerfs ;
par conſéquent un pareil fluide
couleroit aiſément dans leur
cavité.

Suppoſant donc que le diamétre de la cavité d'un nerf ſoit

$$\frac{1}{200\,000}$$ partie d'un pouce,

l'aire de ſa coupe tranſverſe
ſera 0.0000 000 000 196, qui
multipliée par 90 (hauteur
d'une colomne de ſang dont
le poids eſt ſuppoſé égal à la

force impulſive du ventricule gauche du cœur) donne 0. 00 000 000 176 parties d'un pouce cubique de ſang, ou $\dfrac{1}{2\,140\,000}$ partie d'un grain. Ce produit égaleroit le *moment* des eſprits animaux à l'origine des nerfs, ſi le frotement n'apportoit au mouvement aucune diminution, & ſi l'aire de la ſection tranſverſe de l'aorte étoit égale à la ſomme des aires des coupes tranſverſes des derniers vaiſſeaux capillaires dans leſquels ſe terminent les branches & les ramifications nombreuſes ſorties de l'aorte. Mais ſi on conſidère l'excès prodigieux de la ſomme de ces aires ſur l'aire de l'aorte, & qu'on calcule, ſuivant les principes du docteur Keill, l'effet qui en doit réſul

B v

ter par rapport au mouvement du fluide nerveux, on trouvera que sa vitesse est à celle du sang dans l'aorte, à peu près comme 1 à 20 000 ; par conséquent le moment du fluide nerveux, produit par la force impulsive du cœur, ne sera que $\dfrac{1}{2\,140\,000} \times \dfrac{1}{400\,000\,000}$

$$= \dfrac{1}{856\,000\,000\,000\,000}.$$

Si on imagine une sphere composée des particules du fluide nerveux, & que le diamétre de cette sphère soit égal à celui que nous avons donné à la cavité d'un nerf ; son poids sera $\dfrac{1}{45\,228\,780\,325\,614}$ partie d'un grain, en supposant sa pesanteur spécifique égale à celle de l'eau. Ce poids surpasse pres-

que 19 fois la force avec laquelle cette fphère eft pouffée
par la contraction du ventricule gauche du cœur, faifant
même abftraction de la réfiftance produite par le frotement
dans les petits vaiffeaux du cerveau. Il s'enfuit de-là que le
moment d'une petite fphère
d'efprits animaux dans un nerf
eft 38 fois moindre par rapport
à fon poids, que la force d'un
globule de fang mût dans une
artere capillaire. La différence
des réfiftances rendra encore celle des forces plus confidérable ;
car, toutes chofes égales d'ailleurs, la réfiftance qui naît du
frotement doit être dans les
nerfs d'autant plus grande, que
le diamétre des artères capillaires du premier genre eft plus
grand que celui des nerfs.

B vj

D'ailleurs, il est constant que le mouvement d'un fluide est d'autant plus retardé, & que par conséquent sa force est d'autant plus diminuée, que le vaisseau capillaire a plus de longueur ; donc dans les nerfs, qui en général sont très-longs & dont la cavité est imperceptible, la force du cœur, déjà extrêmement petite, doit être tout-à-fait incapable de vaincre le frotement, & même l'attraction réciproque des nerfs & des fluides qu'ils contiennent. Cette force seule & sans le concours d'aucune autre puissance ne pourroit jamais pousser les esprits animaux dans les différentes parties du corps, quand on supposeroit même que les nerfs sont la continuation directe des dernières artères capillaires.

Que feroit-ce donc fi l'on con-
fidéroit combien la force du
fang doit être diminuée dans
les circonvolutions prodigieu-
fement multipliées des vaiffeaux de la fubftance corticale
du cerveau.

Ce qu'on vient de dire reçoit
un nouveau poids par les expériences, qui prouvent que le
cerveau fe nourrit & qu'il fournit affez d'efprits animaux pour
entretenir les fonctions vitales
& animales, quoique le cœur
pouffe le fang dans fes vaiffeaux
avec beaucoup moins de force
qu'à l'ordinaire. Le célébre
Van-Swieten lia les deux carotides d'un chien fans remarquer
que cet animal éprouvât aucune incommodité (*u*). Douze

(*u*) Comment. in Aphor. Boerh. Tom. I.
p. 242.

jours après la ligature il ouvrit
le crâne, & il ne découvrit dans
le cerveau rien d'extraordinaire. Le cerveau, dans ce chien,
ne pouvoit recevoir de sang que
par les artères vertébrales, qui
s'anaſtomoſent avec les carotides. La viteſſe, & par conſéquent le *moment* du ſang, conſidérablement diminués dans
les ramifications des premières,
devoient encore avoir éprouvé
une prodigieuſe diminution
dans celles des carotides, à cauſe
de la petiteſſe des branches de
communication. D'après cette
obſervation, il paroît certain
que la force du cœur n'influe
pas autant qu'on le croit ſur la
ſécrétion du fluide nerveux, &
ſur ſa diſtribution aux différentes parties du corps. Il faut convenir que ces effets dépendent

en grande partie de quelque autre cause.

Nous avons prouvé que le *moment* des fluides, produit par la force impulsive du cœur, doit être extrêmement petit dans les vaisseaux des derniers genres, & sur-tout à l'origine des nerfs. Considérons maintenant ce sujet sous un autre point de vue ; comparons la force réelle du ventricule gauche avec les obstacles qu'elle doit vaincre, en supposant qu'à chaque systole cette force pousse la masse entière des fluides qui circulent dans toutes les artères & dans toutes les veines du corps.

Suivant Borelli, la résistance que le sang rencontre en circulant dans tous les vaisseaux du corps humain, égale

180000 lb. (*x*). Ce calcul est certainement excessif ; mais, après toutes les diminutions qu'on peut raisonnablement faire, il restera encore plus de résistance, que la force seule du ventricule gauche n'en peut vaincre. Cette force dans l'homme ne monte pas à 60 lb. (*y*) autant qu'on le peut conclure des expériences les plus récentes & les plus sûres, faites sur d'autres animaux, pour déterminer la force impulsive du cœur. Quelque petite que soit cette force, elle n'est pas communiquée toute entière au sang dans l'aorte. On ne doit la regarder que comme la pression ou le poids soutenu par la surface interne du ventricule gau-

(*x*) De motu animal. part. 2. prop. 73.
(*y*) Le docteur Hales ne la fait monter qu'à 51 lb. Hæmastat.

che du cœur, quand il commence à se contracter. Les fluides pressant également en tout sens, la force avec laquelle le sang est poussé dans l'aorte, est à la force entiere de 60 lb. comme l'aire de l'orifice de l'aorte est à la surface interne du ventricule gauche, c'est-à-dire, comme 1 est à 30, en supposant l'aire de l'orifice de l'aorte = o. 5 de pouce quarré, & la surface interne du ventricule gauche = 15 pouces quarrés (z). Ainsi la force avec laquelle le sang est poussé dans l'aorte doit être moindre que $\frac{1}{30}$ de 60 lb. Donc pour vaincre dans l'aorte une résistance égale à deux livres, il faudroit que toute la surface interne du ventricule employât une force de

(z) Hæmastat.

plus de 60 lb. Par conséquent,
ou la résistance au mouvement
du sang dans l'aorte & dans
toutes ses branches & ses ramifications seroit moindre que
deux livres, ce que personne
ne soutiendra ; ou bien il faut
convenir que la force impulsive
du ventricule gauche du cœur
est incapable de pousser le sang
à travers tous ces vaisseaux,
& par conséquent d'entretenir
seule la circulation.

Si, pour lever cette difficulté, on avoit recours à la force
de percussion avec le savant
Borelli, il nous suffiroit de faire
observer, que la force du cœur
est évidemment une force de
pression, & non de percussion.
Ainsi, quoique la moindre force
percussive puisse être plus grande qu'aucune résistance finie

d'un corps en repos, il n'en est
pas de même d'une force de
pression : celle-ci, pour avoir
quelqu'effet sensible, doit être
plus grande que la résistance à
vaincre ; autrement on pourroit
dire, que la pression du doigt
est capable de déplacer la plus
haute montagne.

L'explication que donne le
docteur Keill n'est pas plus satisfaisante : il soutient que le
sang ayant été une fois mis en
mouvement, une très-petite
force suffit pour l'entretenir
toujours dans cet état.

Il est clair que cette force
doit être égale à la résistance
que le sang rencontre dans son
passage à travers tous les vaisseaux du corps humain. Or
cette résistance est trop grande
pour être contrebalancée par la

force du ventricule gauche du cœur, que le docteur Keill suppose n'être égale qu'à quelques onces de sang (*a*).

Il est clair que le raisonnement du docteur Keill n'est pas solide. Le cœur peut communiquer un nouveau mouvement au sang, même après que les fluides ont été quelque temps en repos ; l'exemple de ceux qui tombent en syncope, ou qu'on a sauvé après les avoir retirés de l'eau, en fournit une preuve convaincante. Il en est de même de ces animaux qui dorment pendant tout l'hiver & que le printemps semble rappeller à la vie. Enfin, le sang qui revient au ventricule droit, conservant à peine $\frac{1}{10}$ (*b*) de la

(*a*) Tentam. med. phys. 3. de vi cordis.
(*b*) Hales Hæmastat.

force avec laquelle il avoit été
lancé dans l'aorte, il eſt clair
qu'il acquiert à chaque circula-
tion $\frac{9}{10}$ de cette force en paſſant
par le cœur & par les poumons.

J'ai prouvé fort au long, que
la force du cœur eſt incapable,
par elle-même, d'entretenir la
circulation. Je vais maintenant
conſidérer briévement la contraction alternative de l'aorte
& de ſes branches, qu'on a
miſe, avec raiſon, au rang des
principales cauſes du mouvement du ſang.

Le ſang chaſſé du ventricule
gauche du cœur à chaque ſyſtole n'eſt pas tranſmis ſur le
champ des artères capillaires
dans les veines correſpondan-
tes. Il s'accumule en grande
partie dans les artères dilatées,
& il eſt enſuite pouſſé, par leur

contraction, dans les plus petits
vaisseaux. Cependant on devroit plutôt considérer la contraction des artères, comme une
continuation de la force du
cœur, que comme une nou-
velle force imprimée ou communiquée au sang. En effet, il
ne paroît-pas que les artères se
contractent avec une force plus
grande que celle avec laquelle
elles ont été dilatées. Mais
quelle que soit la force avec
laquelle l'aorte & ses branches
se contractent, nous savons certainement qu'elle est moindre
que celle du ventricule gauche
du cœur, puisqu'on observe
toujours que le sang jaillit d'une
artère coupée à une plus grande
distance pendant sa diastole,
que pendant sa systole. Il s'ensuit de-là, que si l'on ne peut

pas rendre raiſon du mouvement des fluides dans les derniers genres de vaiſſeaux par la
ſeule impulſion du cœur, il n'eſt
pas plus aiſé de l'expliquer par
la contraction alternative de la
membrane muſculaire de l'aorte & de ſes branches. On doit
cependant obſerver, que les
artères ſanguines contribuent
au mouvement progreſſif des
fluides, que charient les genres
inférieurs de vaiſſeaux, en com-
primant ceux-ci par leur dilatation (c). J'ajouterai ſeulement,
que la contraction alternative
des artères dépendant de leur dilatation antérieure, qui eſt produite par le cœur, on n'obſerve ni dilatation, ni contraction
dans les genres inférieurs des

(c) Vid. Eſſais de med. d'Edimbourg,
vol. 5.

vaisseaux artériels, auxquels la force impulsive du cœur ne paroît pas s'étendre (*d*).

Par rapport à la pesanteur, que quelques-uns ont regardée comme une des causes de la circulation, il suffira d'observer qu'elle n'a aucun effet dans la situation horisontale du corps, & que quand il est droit, elle retarde autant le retour du sang par la veine cave ascendante, qu'elle favorise son mouvement dans l'aorte descendante & dans ses branches.

Ceux qui ont recherché les causes du mouvement des fluides dans les très petits vaisseaux des animaux & des végétaux, ont fait attention à la propriété surprenante qu'ont les tuyaux capillaires d'attirer les liqueurs.

(*d*) Lewenhoek. epist. 65. p. 167.

Cette

Cette attraction peut bien fervir à expliquer la fuction des
vaiffeaux, qu'on nomme abforbans, comme on le montrera
dans la fuite ; mais quiconque
connoît les phénomènes des
tuyaux capillaires verra clairement qu'elle ne peut contri-
buer à la circulation du fang
dans les artères & dans les veines capillaires; car ces vaiffeaux
étant toujours pleins, l'attraction n'a aucun effet. S'ils n'é-
toient pas pleins, l'attraction
détermineroit également les
fluides en arrière, vers les
groffes artères, & en avant vers
les veines.

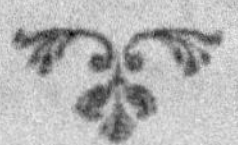

C

SECTION II.

Le mouvement oscillatoire des petits vaisseaux des animaux est la principale cause de la circulation des fluides qu'ils contiennent.

Nous avons prouvé que les causes dont on a parlé jusqu'ici ne suffisent pas pour rendre raison de la circulation des fluides dans les très-petits vaisseaux des animaux. Nous allons maintenant exposer notre opinion sur ce que nous regardons comme la principale cause de cette circulation.

Quoiqu'on ait remarqué ci-dessus que la pulsation régu-

lière & alternative des artères
ne s'étend pas au-delà des capillaires du premier genre, si
ce n'est peut-être auprès du
cœur ; on ne doit pas cependant regarder les vaisseaux lymphatiques, & ceux des autres
genres inférieurs, comme des
canaux inactifs, qui ne contribuent en rien au mouvement
de leurs différens fluides. Il est
très-probable, au contraire, que
ces vaisseaux sont continuellement agités par de très-petites
contractions alternatives, qui
causent en partie la circulation
des fluides qu'ils contiennent.

Plusieurs Auteurs de physio-
logie ont supposé un mouvement d'oscillation dans les petits vaisseaux des animaux (*e*).

____

(*e*) Le savant de Gorter, dans sa disser-
tation *De motu vitali*, a non seulement

Mais il y en a peu qui ayent donné des raisons satisfaisantes de ce mouvement. Baglivi attribuoit au cerveau les oscillations du système vasculaire & des fibres charnues, & celles des parties membraneuses du corps à la dure-mere.

On sait que la dure-mere n'a de mouvement que celui qui naît de la pulsation de ses propres vaisseaux & de ceux du cerveau. Il est certain d'ailleurs que la contraction alternative des artères n'a point lieu dans les genres inférieurs de vaisseaux, parce qu'elle dépend de la dilatation des artères produite par le sang qui est chassé

admis un mouvement vital oscillatoire dans les petits vaisseaux des animaux ; il tâche de plus de prouver que sans ce mouvement la force du cœur seroit incapable de faire circuler les fluides. §. LVI. &c.

du cœur. Ainſi on doit cher-
cher une autre cauſe du mouvement oſcillatoire de ces vaiſſeaux.

Des expériences & des ob-
ſervations réitérées ont appris,
que les fibres muſculaires des
animaux ſe contractent dès
qu'elles ſont irritées. On en
peut donc conclure, que les
petits vaiſſeaux, ayant comme
les gros une membrane muſcu-
leuſe, doivent néceſſairement
être agités de contractions alternatives, toutes les fois qu'il
ſurvient une irritation; or le
ſang, & les fluides plus ſubtils
qui en ſortent, coulant lentement dans ces petits vaiſſeaux
aiguillonnent leur ſurface interne, & les ſollicitent à des
contractions douces & continuellement répétées.

Des médecins & des philo-
sophes célèbres, tant anciens
que modernes, ont pensé que
le sang étoit un fluide très-actif,
doué de qualités singulières, &
ils l'ont regardé, pour ainsi dire,
comme la source & le principe
de la vie des animaux (*f*). Il
paroît qu'ils ont été portés à
embrasser cette opinion par des
expériences & des observations,
& non par l'intérêt d'un systême
favori. Mais sans adopter, ni
discuter les idées particulières
de ces Auteurs sur le sang, il
est certain qu'en considérant la
composition de ce fluide, sa
chaleur & son mouvement intestin, on ne peut s'empêcher
de reconnoître, qu'il est très-

(*f*) Aristot. hist. animal. lib. 3. cap. 19.
& Harvey de generat. animal. exercit.
LI. LII. & LXXI.

propre à agir comme un léger *ſtimulus* ſur les fibres ſenſibles des animaux. Tandis que ſes particules âcres & ſalines irritent les vaiſſeaux délicats, ſa chaleur & ſon mouvement inteſtin entretiennent toutes ſes parties dans un état d'oſcillations continuelles, qui doivent en augmenter la vertu ſtimulante. (g) Auſſi voyons-nous dans pluſieurs inſectes & dans quelques animaux, que la circulation ſe rallentit à proportion que le temps devient plus froid. Dans l'hiver elle eſt entièrement arrêtée. Elle ne ſe ranime qu'au printemps, lorſque la chaleur commence à agiter vivement les particules des fluides, qui ſtimulent les parties ſolides &

(g) Eſſay on the vital and other involuntary motions of animals. Sect. 3.

C iv

les excitent à se contracter.
Harvey avoit remarqué que le
cœur de différens poissons à
coquille n'a de pulsation qu'aux
approches de la chaleur (*h*). Et
les observations curieuses de
M. de Réaumur nous ont appris qu'on peut prolonger ou
abréger la vie des insectes, &
la rendre plus ou moins active,
en les exposant à différens dégrés de chaleur ou de froid (*i*).

Après avoir montré que le
sang est propre à agir comme
stimulus, nous tâcherons de
prouver que son action excite
réellement des contractions alternatives dans les petits vaisseaux.

I. On peut le conclure par
analogie de ce qu'on observe

(*h*) De motu sang. cap. xvij.
(*i*) Histoire des insectes. Tom. II. mémoire 1.

dans les canaux & dans les gros
vaiſſeaux des animaux. Ainſi
les différentes parties du canal
inteſtinal ſont ſollicitées à des
contractions alternatives par
les alimens, l'air & la bile, &
ces contractions portent vers
l'anus les reſtes des alimens digérés.

Non ſeulement les oreillet-
tes & les ventricules du cœur
ſont agités de contractions alternatives, les troncs mêmes
des veines-caves, auprès du
ſinus veineux, ont un pareil
mouvement, qui ſubſiſte dans
un animal qu'on vient de tuer,
& longtemps après que le cœur
a ceſſé de battre (*k*). Si par des
ligatures on empêche le ſang
de s'introduire dans ces troncs,

(*k*) Eſſay on vital motions &c. p. 97.
& 354.

& que celui qu'ils contenoient
soit évacué, alors leurs parois
s'affaissent & restent sans mouvement (*l*). Ces faits prouvent,
que les contractions alternatives des troncs des veines-caves
naissent, comme celles du cœur,
de l'action du sang qui les ai-
guillonne.

Les physiologistes convien-
nent généralement, que la systole des grosses artères sanguines dépend non seulement de
leur élasticité, mais aussi d'une
vraie contraction musculaire de
leur membrane charnue ; or,
le sang chassé du cœur excite
cette contraction par une irritation légère de la surface interne de ces artères, & par la
tension de leurs fibres. Il est
donc naturel de penser, que les

(*l*) Barthol. epist. cent. iv. p. 109. &c.

petits vaiſſeaux étant pour le moins auſſi ſenſibles, les fluides qu'ils contiennent doivent y exciter des contractions foibles à la vérité, mais continuellement répétées.

Parmi les animaux les plus imparfaits, il en eſt qui n'ont point de cœur, & dans leſquels par conſéquent la circulation ne peut être que l'effet de la contraction des vaiſſeaux, excitée par le *ſtimulus* des fluides. A l'égard des animaux qui, dans l'état naturel, ont un cœur, il paroît que leurs vaiſſeaux ont une force ſemblable, puiſque dans les monſtres privés de ce viſcère, les fluides doivent avoir circulé principalement par la contraction des vaiſſeaux (*m*).

(*m*) Van-Swieten comment. in aphor. Boerh. tom. I. p. 223 & hiſt. de l'acad. des ciences 1703. & mém. 1740.

C vj

II. On pourroit rapporter plusieurs faits qui démontrent clairement une contraction alternative, plus ou moins forte, dans les petits vaisseaux des animaux, selon le dégré d'irritation.

Ainsi, les vapeurs chaudes de l'esprit de vin, reçues dans l'œil, font couler des larmes abondantes, & produisent, dans l'espace de quelques secondes, une inflammation, en faisant entrer les globules rouges dans les vaisseaux séreux ou lymphatiques de la conjonctive.

On ne peut pas dire que l'inflammation provienne de ce que les vapeurs de l'esprit de vin, en resserrant les vaisseaux, causent une obstruction, & que cette obstruction en diminuant le nombre des vaisseaux par où

le fang coule , & augmentant
fa force fur les vaiffeaux ob-
ftrués , fait naître l'inflammation ; car outre qu'on prouveroit aifément qu'une obftruction ne peut jamais exciter
d'inflammation, qu'en produi-
fant une irritation extraordinaire, il arriveroit au contraire,
que l'efprit de vin en refferrant
les vaiffeaux féreux & lymphatiques de la conjonctive, les
mettroit en état de foutenir
l'augmentation de force qui
furviendroit.

De plus , pourquoi du lait &
de l'eau tiéde, ou un cataplafme
de mie de pain diminuent-ils
l'inflammation des yeux, tandis
que des aftringens irritans &
des fpiritueux l'augmentent ? Si
l'inflammation provenoit d'une
obftruction, fuivie de l'augmen-

tation de la force du cœur &
des grosses artères, les petits
vaisseaux relâchés par les premiers topiques seroient de plus
en plus dilatés par la force du
cœur, & l'inflammation augmenteroit. Il arriveroit au contraire dans l'application des as-
tringens & des spiritueux que
les petits vaisseaux resserrés de-
viendroient capables de résister
au sang poussé par le cœur, &
de faire rétrograder les globules rouges qui causoient l'inflammation. Mais la raison des
effets différens de ces remédes,
est que le lait, l'eau tiéde & les
cataplasmes, en relâchant les
vaisseaux, diminuent l'irritation & la sensation douloureuse, qui causoient l'inflammation
par les contractions extraordinaires qu'elles excitoient ; au

lieu que les aftringens & les fpiritueux, quoiqu'ils tendent à refferrer les vaiffeaux, en rendent les vibrations plus fortes, & ces vibrations augmentent le mouvement du fang, & par conféquent l'inflammation.

La chaleur, la rougeur & l'inflammation que les véficatoires & les fynapifmes excitent fur la peau, ne viennent ni d'une augmentation du *moment* du fang dans les gros vaiffeaux, ni de celle de la force du cœur, quoique cette augmentation puiffe être une fuite de l'application de ces remédes ; mais elles font produites par l'action de ces fubftances irritantes fur les vaiffeaux cutanés, dans lefquels le mouvement des fluides fe trouve par-là confidérablement accéléré.

On ne peut expliquer d'une manière satisfaisante la rougeur subite & le feu du visage, qui accompagnent, surtout dans les femmes, un sentiment de pudeur ou de honte, que par une augmentation du mouvement oscillatoire, qui survient dans les petits vaisseaux du visage (*n*).

L'écoulement extraordinaire de salive à la vue, ou même au souvenir des mets, & la sécrétion abondante d'urines à laquelle les personnes histériques sont sujettes, ne peut être attribué qu'à un mouvement oscillatoire subit & accéléré dans les glandes salivaires & dans les petits vaisseaux des reins; car il est évident, que

(*n*) Essay on the vital and other invol. motions. p. 101 & 102.

ces effets ne peuvent venir de la force avec laquelle le cœur pousse le sang dans les vaisseaux de ces organes. Il est donc naturel de penser que, dans toutes les parties du corps, le mouvement des fluides dans les plus petits vaisseaux dépend autant, ou même davantage, de leurs contractions alternatives, que de la force du cœur & de celle des grosses artères.

La sécrétion des larmes, sur laquelle les différentes forces du sang, poussé par le cœur, influent si peu, est augmentée sur le champ par l'application de substances âcres & irritantes, ou par certaines passions de l'ame.

Les matières âcres excitent, par l'irritation qu'elles produi-

sent, un mouvement d'oscillation extraordinaire dans les
vaisseaux lacrymaux , & par
conséquent une sécrétion plus
abondante. On objecteroit en
vain , que les substances âcres
appliquées aux yeux , ou au
palais , causent un plus grand
écoulement de larmes ou de
salive , en resserrant simplement les conduits excrétoires
des glandes lacrymales & salivaires , & en exprimant par-là
les liqueurs qu'ils contiennent.
La quantité de larmes & de
salive qui s'écoule , prouve que
la sécrétion & l'excrétion sont
considérablement augmentées.
L'irritation qu'excite une pierre située dans le bassinet du
rein , ou dans l'uretère , occasionne souvent une sensation

douloureufe à l'extrémité de l'urethre (*o*). On doit donc penfer , que des fubftances âcres , appliquées aux conduits lacrymaux & falivaires , affecteront non feulement ces conduits , mais que l'irritation fe communiquera jufqu'à un certain point aux petits vaiffeaux fécrétoires des glandes , y excitera des contractions plus fortes & plus fréquentes , & augmentera par conféquent la fécrétion.

Il en eft de l'écoulement des larmes , qui accompagne quelques affections de l'ame , comme de la fécrétion de la falive à la vue des mets , de la chaleur & de la rougeur du vifage produites par un fenti

(*o*) Van-Swieten in Boerh. aphor. tom. I. pag. 273. Et Morton. de phthif. lib. 11. cap. 3.

ment subit & involontaire. Cet écoulement ne dépend point de la compression de la glande lacrymale, causée par l'action des muscles voisins, qui entrent alors en contraction ; car la compression alternative de cette glande ne peut augmenter sensiblement la sécrétion des larmes, à moins que ses vaisseaux, ou ceux de l'œil n'éprouvent en même temps une irritation.

III. On a vu que l'augmentation du mouvement oscillatoire dans les petits vaisseaux, anime le cours des fluides qu'ils contiennent ; l'observation suivante prouve, que ces vaisseaux s'affaissent, & que la circulation y devient très-lente, ou même cesse entièrement lorsque ce mouvement est confidérablement diminué , ou tout-à-fait fufpendu.

Un enfant de quatre ou cinq ans tomba fubitement en apo-plexie après midi. Je le vis pour la première fois le len-demain matin à neuf heures. Son pouls étoit alors plein & fréquent, & fes yeux étoient obfcurcis. Je trouvai le foir cet obfcurciffement plus confidé-rable. Cet enfant étoit encore en vie le jour fuivant à midi , mais fa refpiration étoit très-laborieufe & fon pouls étoit petit & fréquent. Ses yeux étoient plus ridés , qu'ils ne le font ordinairement plufieurs heures après la mort.

Cet obfcurciffement des yeux ne venoit point de l'affoibliffe-ment de la force du cœur, puifque le pouls refta fort &

plein pendant vingt - quatre
heures après l'attaque d'apo-
pléxie ; & on ne peut pas attribuer à la petitesse du pouls,
qui survint ensuite , les rides
des yeux plus marquées, que
dans les personnes qui viennent
de mourir. Mais si la circulation des fluides dans les petits
vaisseaux dépend principalement d'un mouvement oscillatoire, qui cesse quand l'influence des nerfs est arrêtée ,
il est aisé de trouver la cause
de l'obscurcissement & des rides des yeux. Le cerveau de
cet enfant étoit fort obstrué,
surtout dans sa partie antérieure. Par conséquent, il étoit
nécessaire que le mouvement
des fluides dans les très-petits
vaisseaux de la cornée , & que
la sécrétion de l'humeur aqueu-

ſe éprouvaſſent une diminution conſidérable.

On doit expliquer de la mê-me manière le deſſéchement d'un membre paralytique, ou privé de l'influence des nerfs. Et c'eſt encore une preuve, que la circulation des fluides, dans les ordres inférieurs des vaiſſeaux, dépend moins de la force du cœur, que de l'action de ces vaiſſeaux mêmes. Ce deſſéchement avoit porté quel-ques-uns à croire, que la nu-trition ſe fait par le moyen des nerfs. Mais il eſt aiſé de ren-dre raiſon de ce phénomène ſans recourir à cette ſuppoſi-ſition, & il y a bien de l'ap-parence que les nerfs ne ſer-vent qu'aux ſenſations & au mouvement.

IV. Enfin, quoique les con-

tractions alternatives, que nous
avons tâché d'établir , soient
imperceptibles dans la plûpart
des animaux , on peut les découvrir aisément dans les pieds
d'une punaise : une oscillation
extraordinaire paroît très-dis-
tinctement , à l'aide du microfcope , dans les petits vaisseaux
de cette partie (p).

Au reste, l'objection tirée de
ce que ce mouvement oscillatoire est imperceptible dans la plûpart des animaux, même avec le
microscope , ne seroit pas d'un
grand poids. On trouve dans
la nature plusieurs exemples
de faits pareils. Personne ne
doute , que les particules de
tous les corps , & surtout des
fluides , ne reçoivent de la chaleur un mouvement perpétuel

(p) Baker on the microscope. p. 130.

d'oscillation ;

d'ofcillation ; cependant, l'œil
armé même du meilleur mi-
crofcope, ne peut le découvrir, à moins que la chaleur
ne foit confidérable.

De plus, on ne voit la circulation du fang avec le microfcope, que dans les artères
capillaires rouges, & non dans
les artères féreufes, lymphatiques & dans celles des autres
genres inférieurs ; ainfi il n'eft
pas étonnant qu'on n'apperçoi-
ve point dans ces vaiffeaux le
mouvement ofcillatoire alternatif ; mais on n'eft pas auto-
rifé à le nier par la feule raifon, que fa petiteffe le dérobe
à nos fens.

Quand même les branches
de la vigne feroient tranfpa-
rentes & qu'on pût voir dans
fes vaiffeaux, avec le microf-

cope, le mouvement de la
séve, il est très-probable qu'on
ne pourroit y découvrir aucun
mouvement oscillatoire. Cependant l'écoulement de la
séve prouve, qu'indépendamment de l'attraction, les vaisseaux de la vigne doivent avoir
une force impulsive (*q*).

Enfin, la vibration d'une ar-
tère capillaire rouge de $\frac{1}{2000}$ partie d'un pouce de diamétre est
physiquement imperceptible.
Le diamétre de l'aorte, suivant
Weitbrecht (*r*), pendant sa
diastole, n'excède pas celui
qu'elle conserve dans sa systole
de plus de $\frac{1}{3}$ de ligne, c'est-à-
dire $\frac{1}{50}$ de son diamètre. Si, dans
les artères capillaires rouges &

(*q*) Hales, Statique des végétaux.
(*r*) Commentar. Acad. Petropol. vol.
vij. p. 314.

dans les genres inférieurs de vaiſſeaux, la différence de dia-métre produite par leurs mouvemens oſcillatoires eſt trois fois moindre que celle qui naît de la ſyſtole & de la diaſtole alternative de l'aorte ; la différence entre le plus grand & le plus petit diamétre d'une artère capillaire rouge, d'un ſeul globule, ſera égale à $\frac{1}{150}$ de ſon diamétre, c'eſt-à-dire à $\frac{1}{300\,000}$ partie d'un pouce. L'eſpace parcouru par chaque côté de cette artère, en faiſant ſes petites vibrations, ne ſera donc que $\frac{1}{600\,000}$ partie d'un pouce, objet de beaucoup trop petit, pour être apperçu avec le meilleur microſcope.

Nous avons montré juſqu'ici par différentes preuves, que les petits vaiſſeaux des animaux ſont continuellement agités de

D ij

contractions alternatives, excitées par une irritation légère
des fluides sur leurs parois.
Nous allons maintenant exposer l'utilité de ces contractions
par rapport à la circulation. Il
doit paroître évident, que les
derniers genres de vaisseaux,
loin de rallentir le mouvement
des fluides, le favoriseront;
puisque tous leurs anneaux
poussent, comme le cœur, par
leurs contractions alternatives,
le fluide qu'ils contiennent. On
ne doit point regarder ces contractions, quoique foibles &
imperceptibles, comme incapables de produire cet effet,
puisque le mouvement des fluides dans les très-petits vaisseaux, étant peu rapide, se
trouve proportionné à la foi-
blesse de ces contractions. Le

docteur Hales a obſervé (ſ),
que le ſang ne parcouroit qu'un
pouce pendant une minute &
demie dans une artère capillaire rouge d'un muſcle du ventre d'une grenouille. Il eſt probable que dans les vaiſſeaux ſécrétoires les plus déliés du cerveau, les fluides peuvent ne
parcourir qu'une ligne dans une
minute.

On peut objecter, que les
artères & les veines capillaires
n'ayant point de valvules, leurs
contractions alternatives doivent autant pouſſer les fluides
vers le cœur que vers les groſſes veines. Il nous ſuffira de répondre, que la réſiſtance des
valvules ſémi-lunaires de l'aorte, & celle qu'oppoſe la force
du cœur & des groſſes artères,

(ſ) Hæmaſtat.

D iij

étant plus grande que celle qui
résiste au cours des fluides dans
les grosses veines, les petites
vibrations des vaisseaux doivent
nécessairement déterminer les
fluides vers ces dernières. D'ailleurs, pourquoi les contractions alternatives des petits
vaisseaux ne pourroient-elles
pas pousser davantage les fluides vers les veines, que vers
les troncs artériels, par un mouvement semblable à celui des
intestins ?

Ainsi, comme le mouvement
du sang dans les gros vaisseaux,
& même dans les capillaires du
premier ordre, dépend de la
contraction alternative du cœur
& des artères ; de même, dans
les vaisseaux des ordres inférieurs, auxquels cette force ne
parvient point du tout, ou du

moins auxquels elle ne peut parvenir que très-affoiblie, la circulation paroît principalement entretenue par les mouvemens oscillatoires de ces vaiffeaux. Les fluides les plus fubtils, tranfmis de cette manière aux veines, reviendront au cœur avec le fang des veines-caves par le fecours de la pulfation des artères voifines, de l'action des mufcles foumis à la volonté, & de la compreffion alternative que produit le mouvement de la refpiration fur tout ce qui eft contenu dans le bas-ventre & dans la poitrine.

Ce que nous avons dit de la circulation des fluides en général, doit auffi s'entendre de leur mouvement dans les vaiffeaux fécrétoires des différentes glandes. La force du cœur & des

artères est la principale cause
des sécrétions dans les glandes
dont les vaisseaux sont gros.
L'urine sanguinolente que rendent, après un violent exercice,
les personnes qui ont les reins
foibles, semble le prouver.
Mais dans les glandes dont la
structure est plus délicate, &
sur-tout dans le cerveau, le
mouvement des fluides, dans
les vaisseaux sécrétoires & excrétoires, paroît moins dépendre de la force du fluide arté-
riel que des contractions légè-
res & alternatives des vaisseaux
mêmes.

Par rapport aux nerfs, qu'on
regarde généralement comme
les conduits excrétoires du cerveau, il est probable qu'ils ont,
aussi bien que les membranes
qui les enveloppent, un petit

mouvement d'oscillation qui sert à distribuer leur fluide aux différentes parties du corps. Cette distribution dépend encore, jusqu'à un certain point, de leur attraction, comme tuyaux capillaires. Ainsi ce fluide ne peut se dissiper à l'extrémité d'un nerf, soit par exhalation, compression alternative des parties voisines, soit par toute autre cause, que le nerf ne se remplisse par sa force attractive. A l'égard des glandes, dont les conduits excrétoires forment par leur réunion des canaux assez gros, cette attraction n'aura point lieu.

I. Il paroît, par tout ce que nous avons dit, qu'on ne doit pas considérer la force du cœur & des grosses artères, comme la seule cause de la circulation

des fluides dans les animaux.
Tout le syftême vafculaire a
une force motrice, qu'excite
continuellement le *ftimulus*
des fluides circulans; de forte
que les petits vaiffeaux, détrui-
fant en partie par le frotement
le *moment* des fluides, leur
communiquent une impulfion
nouvelle par leur mouvement
d'ofcillation. On doit donc regarder chaque partie du fyftême
vafculaire, & chaque anneau
même du plus petit vaiffeau,
comme contribuant à la circulation des fluides, ainfi que le
cœur & les groffes artères. De
cette circulation dépend la vie
du tout, & pour l'entretenir
prefque toutes les parties du
corps font en action.

II. Si le mouvement des
fluides, dans les genres infé-

rieurs des vaisseaux , dépend
moins de la force du cœur &
des grosses artères , que des lé-
gères contractions alternatives
de ces vaisseaux mêmes , il est
aisé de voir pourquoi des fric-
tions , des fomentations chaudes, pénétrantes & stimulantes,
des cataplasmes, &c. réussissent
souvent mieux que des remédes
internes , pour dissiper des obstructions dans les vaisseaux
séreux , dans les lymphatiques,
& dans les autres petits vaisseaux. Les remédes extérieurs
contribuent non seulement à
diviser, à atténuer la matière
de l'obstruction , mais ils ajou-
tent encore beaucoup au mouvement oscillatoire de ces vaisseaux. Par la même raison, après
avoir inutilement employé d'autres remédes , des eaux minéra-

les chaudes, lancées avec force
sur une partie attaquée de rhumatisme, ou de goutte sciati-
que, ont réussi.

L'esprit de vin chaud, ou
seul, ou mêlé avec d'autres
substances, est souvent un bon
désobstruent ; j'ai cependant
connu des médecins, qui crai-
gnoient de l'employer, parce
qu'il coagule la sérosité du sang;
mais cette crainte n'est pas fondée. La quantité d'esprit de
vin, qui entre par les pores de
la peau, est si petite qu'on n'a
point de coagulation à redou-
ter. De plus, l'esprit de vin,
qui pénètre dans l'intérieur du
corps, est pris par les veines
absorbantes, & doit, par conséquent, être porté au cœur,
& se mêler avec la masse du
sang, avant de parvenir aux

vaisseaux obstrués. Cependant,
quoiqu'on doive peu compter
sur la vertu résolutive de l'esprit
de vin, & qu'on n'ait rien à
craindre de sa vertu coagu-
lante, il produit souvent de
bons effets dans les obstructions, en excitant des vibrations
plus fortes, & de la chaleur
dans les vaisseaux de la partie
à laquelle il est appliqué.

III. Si la circulation dans
les petits vaisseaux dépend en
grande partie de leurs oscillations, excitées par le *stimulus*
de leurs fluides, il s'ensuivra
que, quand une irritation extraordinaire affecte ces vaisseaux, dans une partie quelconque du corps, ils doivent nécessairement être agités de contractions plus fortes & plus fréquentes; donc la force du sang

y sera augmentée , la partie s'enflera & les globules du sang pénétreront dans les vaisseaux séreux , c'est-à-dire , qu'il naîtra une inflammation. Cet effet doit arriver , soit que la force du cœur augmente , ou non , avec celle des autres vaisseaux du corps. L'inflammation ne dépend donc pas de la force du cœur & des grosses artères , devenue plus grande en conséquence d'une obstruction , comme l'ont avancé quelques auteurs célèbres ; elle naît du mouvement oscillatoire des petits vaisseaux devenu plus fort , soit que l'addition de mouvement vienne de quelque matière obstruente qui tiraille leurs fibres , ou de quelque matière âcre qui les irrite. Une obstruction sans irritation ne produit jamais d'inflammation ; mais l'inflammation fuit tou- jours l'irritation de quelque partie fenfible , caufée par un inftrument aigu ou par une ma- tière âcre , quoiqu'il n'y ait point d'obftruction antérieure ni d'augmentation dans la force du cœur. Quand on lie une groffe artère dans l'opération de l'aneuryfme , on ne voit pas que le *moment* du fang , aug- menté dans les artères voifi- nes , produife une inflamma- tion dans le bras. Mais lorf- qu'il s'eft formé fous l'ongle un petit amas de matière âcre , ou qu'en faignant on a bleffé un tendon , il furvient une dou- leur vive , fuivie de l'enflure & de l'inflammation de ce mem- bre. Cependant , quoique la force du fang ,augmentée dans

les grosses artères , ne soit pas
la cause de l'inflammation , elle
en est souvent la suite : car dès
que l'inflammation est considérable , ou que la partie enflammée est très-sensible , la douleur
affecte tellement tout le systême nerveux , qu'elle rend le
cœur & les grosses artères plus
irritables. Le sang , alors altéré
par l'obstruction & par l'inflammation , doit aussi agir comme
un *stimulus* plus fort qu'à l'ordinaire. C'est par cette raison
qu'il arrive souvent , dans les
inflammations , que le pouls
reste à peu près dans le même
état , jusqu'à ce que la maladie
ait eu une certaine durée. Dans
les inflammations de l'estomac,
des intestins & de la matrice ,
le pouls , quoique très - fréquent , reste souvent petit , par-

ce que le cœur devient fi irritable, à raifon de la fympathie
particulière qui eft entre les
nerfs de ces vifcères & ceux
de ce mufcle, qu'il fe contracte avant que fes ventricules
foient remplis par le fang veineux.

On voit par-là que, dans la
cure des inflammations, il ne
fuffit pas de diminuer par la
faignée la force de la circulation ; il faut de plus avoir une
attention particulière aux vaiffeaux de la partie affectée. On
doit diminuer leurs contractions extraordinaires par l'application de remèdes émolliens
& anodins, &, dans plufieurs
cas, par celle des véficatoires
aux parties voifines. Le docteur Pringle a fouvent obfervé
de bons effets des véficatoires

appliqués , même de bonne
heure , dans les pleurésies &
dans les autres inflammations
internes (*t*). Dans une esquinancie , après deux saignées qui
n'avoient produit presqu'aucun
effet, j'ai vu un vésicatoire diminuer considérablement la fré-
quence du pouls en douze ou
quatorze heures. Je sçais que
plusieurs médecins sont préve-
nus contre les vésicatoires dans
les inflammations , parce que
l'irritation qu'ils causent augmente la force de la circulation
en général ; mais , outre les
bons effets qu'ils peuvent avoir
en atténuant la matière de l'obstruction , & en faisant une dérivation considérable de la sérosité des vaisseaux joints à ceux

(*t*) Observations sur les maladies des
armées.

de la partie affectée ; si l'explication que j'ai donnée de l'inflammation eſt vraie , il s'enſuit qu'ils doivent diminuer les mouvemens extraordinaires de vibration des vaiſſeaux , & , par conséquent , la cauſe qui entretient & qui augmente l'inflammation. Quand même les véſicatoires n'agiroient point ſur la cauſe matérielle d'une inflammation , c'eſt-à-dire , ſur la matiere âcre ou obſtruente , ces effets auroient lieu , ſi , ſelon l'obſervation d'Hyppocrate , les véſicatoires diminuent la ſenſation douloureuſe dans les vaiſſeaux qu'attaque l'inflammation (*u*). Il paroît par-là que , quoique les véſicatoires tendent à augmenter la force de la circulation en géné-

(*u*) Aphor. lib. 2. n°. 46.

ral, ils peuvent diminuer, plus sensiblement que la saignée même, l'impétuosité du sang dans les vaisseaux d'une partie enflammée.

On peut appliquer ce que nous venons de dire des vésicatoires, aux ventouses & aux scarifications dans la pleurésie, l'esquinancie, &c.

Les sinapismes appliqués à la plante des pieds dissipent ou diminuent le délire ; mais ce n'est point en déterminant le sang à se porter plus abondamment aux extrémités inférieures : leur effet à cet égard est peu considérable. C'est en excitant une très-grande douleur, dont l'ame est si vivement affectée, qu'elle devient moins sensible au *stimulus*, qui agit sur le cerveau ou sur ses mem-

branes, c'est-à-dire, à la cause
qui produit & qui entretient
le délire. Et il importe peu à
quelle partie du corps on applique ces topiques : un violent
délire dans une fiévre a été dif-
sipé par un sinapisme appliqué,
par méprise, à la région de l'estomac, au lieu d'un cataplasme de thériaque.

On peut aussi comprendre
par ce qui a été dit, pourquoi
des personnes maniaques, ou
des malades attaqués de délire, de phrénésie, ont été gué-
ris par la musique (*x*), ou par
une frayeur subite (*y*). En af-
fectant l'ame fortement & en
fixant son attention, elles la
rendent moins sensible au dé-

(*x*) Hist. de l'acad. des sciences, 1701
& 1708.
(*y*) Van-Swieten comment. in aphor.
§. 11. pag. 12.

rangement du cerveau & de
ses membranes : elles peuvent
encore dissiper la cause de la
maladie , par l'impulsion vive
qu'elles sont sur le *sensorium
commune.*

SECTION III.

Du mouvement des fluides dans les vaisseaux absorbans des animaux.

Outre les petites veines, qui
sont la continuation des artères
& qui forment enfin les deux
veines caves, il en est d'autres,
qui naissent de la peau & de la
surface interne des différentes
cavités du corps. Les fluides
qu'elles portent ne pouvant y

être pouffés par la force du cœur ou des artères, on a penfé qu'ils étoient pris par la fuction de ces veines, qu'on a nommé abforbantes pour cette raifon. Il s'en trouve deux efpéces dans les inteftins, les veines lactées, & celles qu'on nomme ordinairement veines abforbantes. Ces dernières font fur la furface de la peau, du péritoine, du péricarde, de la pleure, des véficules du poumon, de la dure & de la piemere, en un mot, de toute membrane qui fert à revêtir quelque cavité du corps.

Avant d'expliquer le mouvement des fluides dans ces vaiffeaux, il eft néceffaire de donner quelques notions préliminaires.

1°. Les veines lactées naif-

sent de la membrane veloutée
des intestins, où leurs orifices
sont si petits qu'ils se dérobent
aux yeux des Anatomistes. En
quittant la surface postérieure
de la membrane veloutée , ces
veines traversent les membranes , nerveuse & musculaire ,
& , s'unissant pour former des
canaux plus gros , elles se distribuent dans la membrane cellulaire externe des intestins ,
en faisant de petites aréoles par
leurs fréquentes anastomoses ;
elles entrent ensuite dans le mé-
sentère , où elles commencent
à avoir des valvules qui s'op-
posent au retour du chyle vers
les intestins.

2°. Lorsque la membrane
musculaire des intestins se contracte , les veines lactées , qui
passent entre ses fibres & qui
se

se distribuent dans les membranes, nerveuse & cellulaire externe, sont nécessairement comprimées; & elles sont délivrées de cette pression, quand cette membrane musculaire cesse de se contracter.

3°. Des expériences répétées nous ont appris que les tuyaux capillaires de verre attirent les fluides & les élévent à une hauteur considérable au-dessus du niveau des liqueurs dans lesquelles ils sont plongés.

Cette attraction augmente exactement en raison inverse du diamétre des tuyaux capillaires.

Ces tuyaux, droits ou courbés, dans une position oblique ou perpendiculaire à l'horison, dans le vuide ou dans l'air, s'ils font du même diamétre, attirent les fluides à la même hauteur.

Lorfqu'un tuyau capillaire
fe termine par un canal plus
large, le fluide remplit la partie capillaire & ne s'éléve jamais plus haut.

Si le diamétre d'un tuyau de
verre excede $\frac{1}{10}$ de pouce, fa
force attractive eft à peine fenfible.

Enfin, les mêmes tuyaux de
verre élévent différens fluides
à différentes hauteurs, fans fuivre ni le rapport de leur ténacité, ni celui de leur péfanteur.

Il eft naturel de conclure de
ces faits, que les veines lactées plus petites, au moins à
leur naiffance, qu'aucun tuyau
de verre, doivent fortement

attirer le chyle appliqué à leurs orifices.

Nous manquons d'expérien-ces pour déterminer de com-bien l'attraction des veines lac-tées & des autres vaisseaux ab-sorbans, est plus ou moins gran-de, toutes choses égales d'ail-leurs, que celle des tuyaux de verre; cependant comme l'uri-ne, liqueur animale, est plus for-tement attirée par des tuyaux capillaires de verre, que l'eau ou que tout autre fluide (z), on pourroit supposer que les vaisseaux capillaires des ani-maux l'attirent encore avec plus de force. Et puisque le même fluide est différemment attiré par des tuyaux capillai-res de verre de différente na-

(z) Muschenbroeck de tub. capillar. vitr. cap. 3.

ture , quoique du même diamétre (*a*) , n'est-il pas probable
que les différentes veines abforbantes dans les animaux font
naturellement difposées à attirer plus fortement leurs liqueurs propres.

L'attraction confidérable des
petits vaiffeaux des végétaux ,
par laquelle ils tirent de la même terre des fucs très-différens,
eft une forte raifon pour en attribuer une pareille aux vaiffeaux des animaux. C'eft par
cette force que la féve continue de s'élever dans les vaiffeaux des arbres , même pendant le froid de l'hiver. On ne
peut pas prétendre que , dans
ce cas , la chaleur du foleil con-
tribue à faire monter la féve ,

(*a*) Mufchenbr. elementa philofoph.
par. cap. xviij. §. 531.

comme en été ; puisque les arbres, dans un temps froid, sec,
couvert de nuages, & dans des
endroits où les rayons du soleil
ne pénétrent point en hiver, tirent continuellement par leurs
racines autant d'humidité, que
la transpiration de leurs troncs
& de leurs branches en enlé-
ve. Le Dr. Hales (b) a de plus
observé que des branches coupées & plongées dans l'eau,
l'attirent également par l'une
ou l'autre de leurs extrémités.
D'où il suit évidemment que
l'ascension de la séve dans les
vaisseaux des plantes ne dépend
point d'une structure particulière de ces vaisseaux, mais
seulement de l'attraction des
tuyaux capillaires.

Il est à la vérité certain que,

______
(b) Hales, *Statique des végétaux.*

E iij

quoique l'attraction des tuyaux capillaires fasse monter la séve dans les plantes, elle ne peut la porter continuellement des racines aux branches & aux feuilles, sans le concours de quelque autre force. Aussi-tôt que des tuyaux capillaires sont remplis, ou qu'ils ont élevé des fluides à une certaine hauteur, le mouvement produit par l'attraction cesse. Mais comme l'action de l'air & du soleil sur les troncs, sur les branches & sur les feuilles des arbres cause une forte transpiration de la séve, les racines en tireront de la terre une quantité proportionnée à cette perte, pour entretenir les tuyaux capillaires toujours pleins. Dès que l'absence du soleil & la température fraîche & humi-

de de l'air arrêtent la tranfpi-
ration des végétaux , la féve
ceffe de monter. Elle prend
même un mouvement rétro-
grade , fi la terre eft chaude &
féche. De-là vient que , pendant les foirées fraîches de l'é-
té , quand la rofée commence
à tomber, les végétaux attirent
les particules aqueufes répandues dans l'air par les pores de
leurs branches & de leurs feuilles , de la même maniere qu'ils
tiroient par leurs racines l'humidité de la terre pendant le
jour (c).

Ces obfervations étant po-
fées , il eft aifé d'expliquer la
fuction du chyle par les veines lactées.

Lorfqu'une partie des inteftins eft relâchée , les vaiffeaux

(c) Hales , Statique des végétaux.

lactés, dont les orifices ouverts se trouvent par-tout sur la surface de la membrane veloutée, pompent le chyle par leur attraction & remplissent leurs branches dispersées dans les membranes, nerveuse & cellulaire externe des intestins. Le Chyle ainsi reçu dans les veines lactées capillaires, est poussé vers le méséntère par la contraction de la membrane musculaire des intestins. Cette contraction les comprime, & aussitôt qu'elle cesse, les veines lactées désemplies, délivrées de la compression, se remplissent de chyle, comme auparavant. La contraction des intestins, qui succéde, le fait encore avancer dans les veines lactées du méséntère. Le chyle est ainsi attiré & poussé tour à tour par l'attraction des racines des veines lactées, & par le mouvement péristaltique des intestins.

Il est d'ailleurs probable que les veines lactées, comme les autres petits vaisseaux des animaux, sont agitées d'un mouvement de vibration, que l'irritation légère du chyle y excite. Ces oscillations secondent les contractions alternatives des intestins. Il n'est pas facile d'expliquer l'accroissement du poulet pendant l'incubation, sans accorder un mouvement de vibration aux veines ombilicales. Il est vrai que les artères & les veines ombilicales s'accompagnent dans les animaux ovipares & vivipares, & que les pulsations alternatives des artères contribuent à faire avancer vers le cœur les fluides contenus dans les veines. Mais comme on n'obſerve de pulſations dans le cœur, ou dans les artères ombilicales du poulet, que vers la fin du ſecond jour de l'incubation (*d*), & qu'elles ne s'étendent pas au-delà des artères capillaires rouges, on doit attribuer à quelque autre cauſe le mouvement des fluides à l'extrémité des branches de la veine ombilicale. N'eſt-il pas naturel de penſer que le blanc de l'œuf atténué eſt porté dans ces vaiſſeaux capillaires par leur attraction, ſecondée par les petites contractions alternatives que le *ſtimulus* de ce fluide chaud y excite ? L'analogie confirme cette opinion. La circulation dans les vaiſſeaux des

(*d*) Malpighi de ovo incubato.

plantes est favorisée par un mouvement de vibration que la chaleur du soleil y produit principalement. La force remarquable de la séve dans la vigne, ne vient-elle pas de ce que ses vaisseaux sont plus susceptibles de vibrations que ceux de la plupart des autres plantes *(e)* ?

Des grosses veines lactées, qui ont des valvules, le chyle est poussé dans le réceptable de Pecquet, par la force du nouveau chyle qui y vient continuellement des intestins, par la pulsation des artères sanguines qui les accompagnent, & par le mouvement alternatif du

(e) Le docteur Hales a observé, que dans un cep de vigne de ⅞ de pouce de diamétre, la force de la séve étoit cinq fois plus grande que celle du sang dans l'artère crurale d'un cheval. Hæmast. exper. 36.

E vj

diaphragme & des muscles du bas-ventre pendant la respiration.

On sait que le mercure est repoussé par les tuyaux capillaires de verre. Si donc le chyle passe des intestins dans les veines lactées par l'attraction de ces vaisseaux, comme tuyaux capillaires, il n'est pas étonnant qu'il n'entre presqu'aucune partie de mercure dans le sang, quand on l'avale seul. D'un autre côté si la propulsion du chyle dépend des contractions alternatives des intestins, on comprend pourquoi il cesse d'être transmis aux veines lactées presqu'aussi-tôt après la mort; pourquoi dans un animal qu'on tue immédiatement après qu'il a mangé, on peut remplir de nouveau les

veines du méfentère défem-
plies , en preſſant doucement
les inteſtins & en imitant leur
mouvement périſtaltique.

Quant aux veines abſorbantes des inteſtins , elles prennent , par leur attraction , les
parties les plus ſubtiles des alimens digérés. Les contractions
alternatives de la membrane
muſculaire des inteſtins & la
preſſion des muſcles du bas-
ventre & du diaphragme pendant la reſpiration pouſſent ces
fluides vers les groſſes veines
méſaraïques & vers la veine-
porte ; mais ces vaiſſeaux ab-
ſorbans n'ayant pas de valvules , comme les veines lactées , pourquoi les forces dont
nous venons de parler , ne
pouſſent-elles pas les fluides ab-
ſorbés vers les inteſtins , au-

tant que vers la veine porte ?

Nous penfons, 1°. que les contractions alternatives des veines abforbantes s'y oppofent. Ces contractions doivent commencer aux orifices & avancer vers les troncs de ces veines, puifqu'elles dépendent du *ftimulus* du fluide abforbé. Ce mouvement, quoique léger, déterminera le cours des fluides vers les groffes veines & s'oppofera à leur retour vers les inteftins. Nous voyons, que par un mouvement femblable, les parties inutiles des alimens font pouffées dans les gros inteftins, même dans une fituation horifontale du corps; or, dans cette fituation la preffion alternative du diaphragme & des mufcles du bas-ventre doit autant pouffer les matières vers l'eſtomac , que vers le colon.

2°. Quand une portion des inteſtins eſt en contraction , il doit y avoir une compreſſion dans les parois des vaiſſeaux ab-ſorbans , qui naiſſent de la membrane veloutée , & qui traverſent les autres membranes. Cette compreſſion eſt aſſez forte pour fermer entièrement le paſſage aux fluides du côté des inteſtins. Par conſéquent , ſi la force compreſſive des muſcles de la reſpiration agit alors ſur les gros troncs des veines abſorbantes , elle doit déterminer le cours de leurs fluides vers la veine-porte. Quand cette portion d'inteſtins eſt relâchée , les vaiſſeaux abſorbans ſe rempliſſent promptement de nouveaux fluides , qu'ils attirent de la cavité des intestins. Ainsi , soit que les intestins soient contractés ou relâchés , il y aura toujours quelque obstacle au mouvement rétrograde du fluide contenu dans les veines absorbantes.

Il y a sur la surface interne de toutes les cavités du corps des artères exhalantes , dont il sort continuellement un fluide subtil , qui humecte & qui lubréfie les parties. On reconnoît aussi des veines inhalantes, qui servent à reprendre ce fluide. Leur existence est prouvée par les injections anatomiques (*f*) , & par l'état naturel de ces cavités , où il ne se trouve point de liqueurs amassées.

(f) Kaau perspir. Hippocrat. dicta.

Ces veines inhalantes, de même que celles des inteſtins, n'ont point de valvules. Elles ſe ſaiſiſſent par leur attraction, comme tuyaux capillaires, de la vapeur qui ſort des veines en forme de roſée. Elles la portent enſuite, par leur mouvement oſcillatoire, par la pulſation des artères voiſines & par la compreſſion des muſcles, aux veines voiſines, dans leſquelles elles ſe terminent. L'imbibition dans les cavités du bas-ventre & de la poitrine eſt conſidérablement augmentée par la preſſion alternative des muſcles de la reſpiration. Les muſcles du mouvement volontaire, qui agiſſent dans tous les exercices & dans tous les travaux, accélèrent auſſi le mouvement des fluides

dans les vaisseaux absorbans du
tronc & des extrémités du
corps & les rendent plus capables d'absorber. On voit par-
là pourquoi les animaux qui
font peu d'exercice font ordinairement fort gras , tandis que
ceux qui font employés à des
travaux pénibles font maigres
& décharnés. Dans les premiers les veines absorbantes
des cellules graisseuses ne font
point aidées de la pression des
muscles du mouvement vo-
lontaire. Elles prennent très-
lentement la matière huileuse
qui y est déposée. Ainsi les
fluides ne peuvent avancer
que très-difficilement vers les
grosses veines. Dans les animaux maigres au contraire l'absorption est augmentée par les
différentes pressions des mus-

cles continuellement répétées ;
& l'exercice ayant diſſipé une
grande partie des fluides, les
veines peuvent abſorber plus
promptement la liqueur hui-
leuſe que les artères ſécrétoires
apportent en plus petite quantité.

Si les vaiſſeaux exhalans de
quelque cavité verſent trop de
liqueurs , ou ſi la force ab-
ſorbante des veines eſt affoi-
blie, ou enfin ſi ces deux cauſes concourrent enſemble , il
ſe formera un amas de fluides
aqueux. C'eſt ainſi que naiſſent
l'hydrocéle, l'hydropiſie aſcite,
l'hydropiſie de poitrine , &c.

Quand le ſang eſt aqueux
& que les vaiſſeaux ſont foibles , il s'enſuit des hydropi-
ſies anaſarques , des gonflemens œdemateux. Les veines

absorbantes ne peuvent imbiber de fluides par leur attraction, qu'à proportion qu'elles se désemplissent par leurs mouvemens oscillatoires & par la compression alternative des artères & des muscles voisins. Leur force absorbante doit donc nécessairement diminuer lorsque ces causes sont très-affoiblies, & que les fibres sont relâchées.

D'ailleurs, l'exhalation des petites artères augmentée par la surabondance du fluide aqueux, diminue l'absorption dans les veines ; c'est par la même raison que des cendres, du sucre ou des sels attirent moins fortement les particules aqueuses de l'air, quand ils sont humides, que lorsqu'ils sont secs.

Quand la nature du fang ne feroit point altérée , fi , revenant de quelque partie au cœur , fon mouvement eft très-ralenti , cette partie fera bientôt attaquée d'hydropifie. Alors les groffes veines fanguines reçoivent lentement & avec peine les fluides portés par les vaiffeaux abforbans ; or , comme nous venons de l'obferver , ils n'abforbent qu'à proportion qu'ils fe défempliffent. C'eft ainfi que des tumeurs skirreufes , des ligatures & toute compreffion des veines font promptement fuivies de gonflemens lymphatiques.

On comprend par-là l'action des diurétiques & des purgatifs dans l'afcites & dans les autres efpèces d'hydropifies. Les évacuations qu'ils procurent par les reins & par les inteſtins diminuent la quantité du fluide aqueux du ſang ; ces remédes augmentent par leur *ſtimulus* la force de la circulation. L'exhalation par les artères doit donc diminuer en même tems que la ſuction par les veines eſt augmentée.

La ſurface de la peau & celle des véſicules du poulmon ont des artères & des veines exhalantes & inhalantes, comme toutes les autres ſurfaces dans le corps. Par les premières il s'échape continuellement un fluide lymphatique ſubtil, & les particules aqueuſes diſperſées dans l'air, s'introduiſent dans le ſang par les dernières.

Quand l'air eſt humide & que le corps eſt épuiſé par la

fatigue , l'inhalation excéde
souvent l'exhalation , comme
l'ont obfervé MM. Keill &
Linning (*g*). En prenant pour
tous les jours de l'année entière un terme moyen , la tranf-
piration par la peau & par les

(*g*) Mel. Stat. Britann. Tab. IV. &
obfervat. & philofoph. tranfact. nº. 470.
L'imbibition confidérable par la peau ,
obfervée par le docteur Linning , le 3
juillet 1740, entre 2 heures $\frac{1}{4}$ & 5 heures $\frac{1}{8}$
après midi, arriva, à la vérité, fans au-
cune fatigue précédente ; mais on l'ex-
plique aifément en faifant attention aux
28 $\frac{2}{8}$ onces d'urine évacuées dans ce même
temps. Une déperdition auffi grande des
parties les plus fubtiles du fang, doit
non feulement diminuer l'exhalation par
les arteres cutanées , elle doit encore avoir
augmenté la force abforbante des veines
inhalantes dans toutes les parties du corps.
De là vient que, dans le diabétès, l'urine
excéde fouvent la quantité de la boiffon,
qui eft abforbée fi rapidement par les
vaiffeaux de l'eftomac & des inteftins,
qu'elle eft évacuée par les reins, avant
qu'on eut pu penfer qu'elle fut parvenue
dans le fang.

poumons, se trouve surpasser l'inhalation d'environ 40 onces par jour dans la Grande-Bretagne, & de 54 onces dans la Caroline méridionale. C'est-là l'excès de la transpiration sur la quantité du fluide, reprise par les veines absorbantes de la peau, du gosier & des poumons, excès qu'on a communément regardé comme le total de la transpiration.

Dans les végétaux, les vaisseaux qui transpirent pendant la chaleur du jour, absorbent souvent au contraire pendant la nuit les particules aqueuses qui flottent dans l'air. Mais il ne paroît pas probable que les vaisseaux exhalans des animaux deviennent aussi absorbans, & qu'ils transmettent au sang l'humidité de l'air ; puisque tout mouvement

mouvement de l'extrémité de
ces vaisseaux vers leurs troncs
seroit opposé au cours des fluides artériels.

L'inhalation par les vaisseaux de la peau, se fait de
la même manière que dans les
autres vaisseaux absorbans ;
mais il est vraisemblable que
les oscillations de l'air extérieur, qui varient perpétuel-
lement, peuvent aussi y con-
tribuer.

Les exhalaisons des substances animales, végétales & mi-
nérales, peuvent être trans-
mises dans le sang, avec les
particules aqueuses répandues
dans l'air, par les veines absorbantes de la peau & des
poumons ; ce fait peut même
servir à expliquer les maladies
pestilentielles & épidémiques,

qui règnent dans certaines sai-
fons. Mais il ne paroît pas
cependant que ces vaiffeaux
puiffent abforber l'air élaftique
& le porter dans le fang ; car
on a obfervé que l'air fe meut
très - difficilement dans des
tuyaux capillaires de verre d'un
diamètre beaucoup plus gros
que celui des pores de la
peau (*h*) , & l'on fait que l'eau
& d'autres fluides pénétrent
plufieurs corps , dans lefquels
l'air ne peut entrer.

La difficulté avec laquelle
l'air fe meut dans des tuyaux
capillaires , peut fervir à ter-
miner une queftion qui a long-

(*h*) Aerem verò non nifi tarde & cum
quadam tenacitate per hos tubos moveri,
femper docuit experientia ; aeri enim in-
eft fpecies quædam tenacitatis aut immo-
bilitatis. Mufchemb. de tub. capill. vitr.
cap. 1. exp. xj.

tems partagé les Phyfiologiftes;
c'eft de favoir s'il entre , ou
non , de l'air élaftique dans
le fang par les poumons. Il
faut une plus grande force pour
faire monter quelques goutes
d'eau , féparées dans un tuyau
capillaire pas de petites particules d'air , que celle avec laquelle le tuyau attire les particules de ce fluide (*i*). Il s'enfuit de-là que fi l'air élaftique
étoit admis dans les veines
abforbantes des poumons, non-
feulement il n'auroit point de
mouvement , mais il empêche-
roit encore ces veines d'abforber d'autres fluides.

Le gonflement prodigieux
des animaux dans la machine
pneumatique, prouve que l'air
ne peut paffer promptement

(i) Mufchemb, loc. citat.

à travers les pores de la peau & ceux des poumons. On objecteroit en vain qu'on a quelquefois trouvé de l'air dans les cavités du cœur. Cet air dans un état de maladie peut venir du sang, dont il est une partie constituante, comme il l'est des autres fluides (*k*).

Il est singulier que l'air injecté dans les veines d'un animal cause des obstructions, des concrétions & la mort subite. On peut néanmoins expliquer facilement ces effets par la coagulation que l'air produit dans le sang. Si d'ailleurs on fait attention à la force surprenante de l'air pour arrêter le mouvement de l'eau dans les gros tuyaux mêmes, & sur-tout lors-

(*k*) Hales, Statique des végétaux. ch. vj.

qu'il est logé dans leurs courbures (*l*) , on cessera d'être
étonné de ces phénomènes.

Revenons à notre sujet : on
a dit que les écoulemens de
différentes substances, suspen-
dus & dispersés dans l'air, sont
portés dans le sang par les
vaisseaux absorbans cutanés.
Les parties les plus subtiles
des emplâtres , des cataplasmes , des fomentations & de
tous les remédes appliqués ex-
térieurement s'introduisent de
la même manière dans le sang.
On ne doit donc pas regarder
les topiques comme n'ayant
qu'une action bornée à la partie où ils sont appliqués. Ils
agissent sur tout le corps par
leurs parties les plus subtiles

____

(*l*) Philosoph. transact. n°. 393.

F iij

qui se mêlent avec le sang & avec les autres fluides.

Nous avons remarqué ci-dessus que le mercure parcourt les intestins sans entrer dans les veines lactées. On peut donc demander pourquoi il entre si facilement par les vaisseaux ab-sorbans de la peau, lorsqu'on l'applique sous la forme d'onguent. La raison en est, que ses particules sont extrême-ment divisées, & si unies avec celles de la graisse, qu'elles s'insinuent avec elles dans les pores de la peau ; car quoi-que les tuyaux capillaires de verre repoussent le mercure, cependant ils l'attireront, si l'on frotte légérement avec de la graisse fondue, leur surface interne (*m*).

(*m*) Mémoires de l'académie royale

Ce que nous avons dit peut encore servir à expliquer un fait qui a été souvent observé : c'est qu'en ouvrant le corps des personnes, qui ont pris du mercure en grande quantité, on trouve quelquefois ce minéral dans les cellules des os & dans d'autres parties (*n*). Les particules subtiles & très-divisées du mercure, poussées par les artères exhalantes dans quelque cavité du corps avec les parties les plus subtiles du sang s'unissent par une forte attraction, & elles forment des globules, dont les diamètres sont plus grands que ceux des veines absorbantes. Il est donc

des sciences, année 1724. Et Muschemb. de tub. capill. cap. iv. exp. 12. cor. 2. & cap. vij.

(*n* Wepfer. de apoplex. pag. 277. Et Mead de Venenis.

F iv

évident qu'elles ne feront point reprifes par ces vaiffeaux & qu'elles refteront toujours dans la cavité où elles font entrées.

Pour conclure ces obfervations fur les vaiffeaux abforbans des animaux , il eft à propos de remarquer qu'il y a des veines abforbantes fur la furface interne des follicules & des conduits fécrétoires & excrétoires des glandes. La fonction de ces veines eft de reprendre les fluides , qui ne doivent pas faire partie des différentes liqueurs féparées par les glandes. Si on fuppofe que ces vaiffeaux attirent , comme les autres tuyaux capillaires , les différens fluides plus ou moins fortement , on aura une des principales caufes des fécrétions , qui s'opèrent dans le corps des animaux.

OBSERVATIONS

SUR

LA SENSIBILITÉ

ET

L'IRRITABILITÉ

DES PARTIES

DU CORPS ANIMAL,

A l'occasion du Mémoire de M. HALLER sur cette matière.

Spiritus intus alit, totamque infusa per artus
Mens agitat molem.....

Virgil.

F v

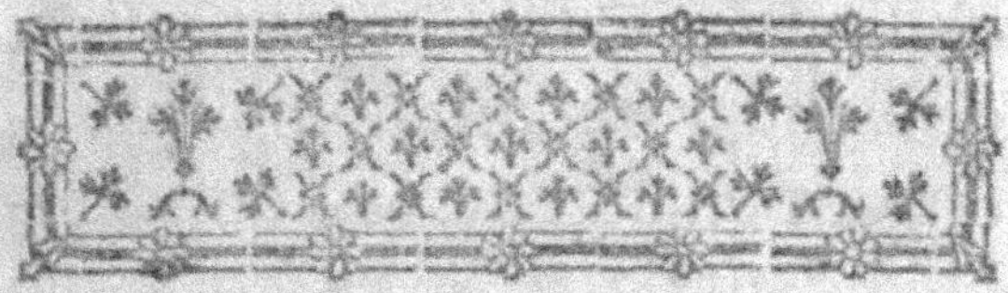

OBSERVATIONS

Sur la sensibilité & l'irrita-
bilité des parties du corps
animal.

PREMIERE PARTIE.

DE LA SENSIBILITÉ.

LE sçavant docteur Haller, si
justement estimé, a publié depuis peu un grand nombre d'expériences curieuses & nouvelles sur la sensibilité & sur l'irritabilité (a). Il en a tiré des con-

(a) Act. Gottingens. vol. 2. ad an, 1752.

F vj

clusions qui, si elles sont justes, doivent nécessairement apporter des changemens considérables dans la théorie & dans la pratique de la médecine. Il s'est cru obligé par cette raison d'être sévère sur ses preuves. Sçachant combien sa doctrine est contraire en plusieurs points aux sentimens généralement reçus, il a réitéré & multiplié ses expériences pour subjuguer par leur nombre les plus incrédules, & pour se garantir lui-même de l'erreur (b).

On ne devroit pas laisser passer, sans les combattre, des opinions simplement spéculatives, quand elles sont fausses ; mais tous ceux qui s'intéressent à la médecine devroient réfuter des propositions que l'on fonde

(b) Act. Gott. p. 115.

sur des expériences, lorsqu'é-
tant soutenues de la réputation
d'auteurs célébres, elles peuvent induire en erreur de jeunes
praticiens.

Les médecins & les chirurgiens qui recevroient avec con-
fiance les conclusions de M.
Haller, ne pourroient se dis-
penser de suivre une nouvelle
méthode dans le traitement des
maladies. Si ce grand homme
s'étoit trompé, sa méprise seroit dangereuse & funeste. Il est
donc nécessaire d'examiner scru-
puleusement jusqu'à quel point
le système qu'il établit sur la
sensibilité, est, ou n'est pas
fondé.

SECTION I.

M. Haller met au nombre
des parties insensibles du corps

humain, les tendons, les aponeurofes, les ligamens, les
capfules articulaires, le pé-
riofte, les os, la moëlle, la
dure & la pie-mère, la pleure,
le péritoine, le péricarde, le
médiaftin & la cornée.

Il dit, 1°. Que les tendons
d'un animal étant coupés, piqués, brulés ou lacérés, il
refte tranquille fans donner aucune marque de douleur. Il
ajoute même que le tendon
d'Achille n'étant pas entièrement coupé, l'animal peut
marcher fans peine & avec facilité (*c*).

2°. Que les animaux ne
donnent aucune marque de
douleur, quand on pique avec
la pointe d'une aiguille, qu'on
racle avec un couteau les li-

(c) Act. Gott. vol. 2. p. 120.

gamens & les membranes cap-
sulaires des articulations , ou
quand on y applique de l'huile
de vitriol ou du beurre d'antimoine (*d*). Que les bleſſures de
ces parties & des tendons ne
ſont ſuivies d'aucuns mauvais
ſymptômes : qu'elles ſe gué-
riſſent avec tant de facilité ,
que la ſalive ſeule des animaux
ſuffit pour les conſolider , &
que ſouvent elles ſe conſoli-
dent d'elles-mêmes (*e*).

3°. Que le périoſte bleſſé ,
lacéré ou brûlé n'excite aucune douleur dans les animaux (*f*).

4°. Quoiqu'il accorde la ſenſibilité aux dents , il la refuſe
aux autres os , ſur le fonde-

(*d*) Pag. 112. & 123.
(*e*) Pag. 121. & 123.
(*f*) Pag. 123.

ment qu'ils font dépourvus de nerfs , & parce qu'il a vû faire l'opération du trépan à des hommes, qui ayant l'ufage des fens & l'efprit libre , ne reffentoient aucune douleur pendant la perforation du crâne(*g*).

5°. Il refufe la fenfibilité à la moële , non qu'il s'appuie fur aucune expérience , mais par la raifon qu'elle eft de la nature de la graiffe , & qu'elle ne reçoit aucun nerf (*h*).

6°. Il dit que fi on coupe , ou qu'on lacère la dure-mère , fi on la brûle avec l'huile de vitriol, l'efprit de nitre & le beurre d'antimoine , l'animal ne paroît point fouffrir de douleur (*i*).

(*g*) Pag. 124.
(*h*) Pag. 125.
(*i*) Pag. 126.

7°. Que si on brûle la piemere avec le beurre d'antimoine , l'animal ne jette aucuns cris & ne tombe point
en convulsion ; mais qu'aussi-
tôt que le cerveau étoit blessé,
l'animal tomboit sur le champ
dans des convulsions violentes
& son corps devenoit courbé
en forme d'arc (*k*).

8°. Le péritoine , la pleure
& la péricarde mis à découvert & coupés , ou irrités de
toute autre manière , ne pro-
duisoient aucun changement
dans l'animal (*l*).

9°. Il refuse la sensibilité au
médiastin , non d'après des expériences , mais sur le fonde-
ment qu'il est, comme la pleure,
de la nature de la toile cellu-

(*k*) Pag. 130.
(*l*) Pag. 130.

leufe , & qu'il ne reçoit aucun nerf (*m*).

10°. Il regarde la cornée
comme infenfible , par la raifon qu'on ne peut démontrer
fes nerfs & qu'on la perce fouvent avec une aiguille , fans
exciter de douleur (*n*).

Outre ces parties , M. Haller en admet encore d'autres ,
qui n'ont point de fenfibilité ,
ou du moins qui n'en ont que
fort peu. Telles font les artères , les veines & les glandes ; tels font les vifcères ;
fçavoir , les poumons, le foye,
la rate & les reins. Il a coupé,
piqué , ou autrement irrité ces
parties , fans que les animaux
ayent parû le fentir (*o*).

(*m*) Pag. 131.
(*n*) Pag. 133.
(*o*) Pag. 131. & 132.

On peut réduire le senti-
ment de M. Haller aux trois
chefs suivans.

1°. Les tendons, les ligamens, les capsules articulaires,
la dure-mere, la pleure & les
autres membranes sont tout-à-
fait insensibles.

2°. De l'insensibilité de ces
parties & de la difficulté d'y
suivre aucun nerf par la dissec-
tion, il conclut qu'elles n'ont
effectivement point de nerfs
& que c'est la raison pourquoi
elles n'ont point de sentiment.

3°. On a injustement regardé
ces parties, insensibles suivant
ses expériences, comme le siége de plusieurs maladies dou-
loureuses. Par exemple, la douleur, l'enflure & l'inflammation, qui ont souvent été des
suites fâcheuses de la saignée

du bras, ne viennent point de
la piquure des aponeurofes ou
des tendons; mais de ce qu'on
auroit bleffé le nerf médian,
ou quelques branches du muf-
culo-cutané (*p*). Il dit qu'on
ne doit point être effrayé des
bleffures des tendons, foit
qu'ils foient coupés, piqués
ou brûlés, foit qu'ils foient autrement bleffés.

Que la dure-mere n'eft point
le fiége de la migraine ni de la
phrénéfie (*q*).

Que la peau, ou les nerfs,
qui rampent fur fa furface interne, font le fiége des douleurs aigues de la goute, &
non les ligamens ou les capfules articulaires (*r*).

(p) Pag. 121.
(q) Pag. 126.
(r) Pag. 122. & 123.

Qu'on a supposé sans rai-
son , que la douleur dans la
pleurésie vient de l'inflammation de la pleure , qui est privée de sentiment (*s*).

Dans le petit nombre d'observations que je me propose
de faire sur cette matière , je
considérerai d'abord ces parties dans l'état sain & naturel ,
comme elles étoient dans les
expériences de M. Haller Je
les examinerai ensuite dans l'é-
tat de maladie , soit qu'elle provienne des expériences qu'on
a faites sur elles , ou de quelque cause que ce soit.

SECTION II.

Dans les recherches sur la
sensibilité, il semble qu'on doit
commencer par se rappeller

(*s*) Pag. 130.

cette maxime d'Hyppocrate ; qu'une douleur plus forte & plus aigue détruit en grande partie le fentiment de celle qui eft moins vive (*t*). L'expérience journalière des Médecins confirme cet aphorifme. Ainfi, une piquure, en excitant une douleur vive , fait ceffer le hoquet, qui eft produit par l'irritation de l'orifice gauche de l'eftomac. Si on approche la lumière d'une perfonne , qui a les yeux un peu enflammés , elle fentira une douleur violente ; mais une lumière foible n'augmenteroit pas fenfiblement la douleur, fi les yeux avoient été auparavant expofés aux rayons du Soleil.

Si on irrite les pattes de

(1) Aphor. lib. 2. n°. 46.

derrière d'une grenouille 12
ou 15 minutes après lui avoir
coupé la tête, tous ses membres & quelquefois le tronc,
sont agités de mouvemens violens ; mais si l'irritation se fait
dans l'instant que la tête est
coupée, les jambes même ne
donnent aucune marque de sensibilité : la douleur violente
qu'a ressenti la grenouille la
rend insensible pour quelque
temps aux blessures qu'on fait
à ses pattes. On ne doit donc
pas s'étonner qu'après la section des parties plus sensibles,
les animaux qu'ouvroit M. Haller ne donnassent aucun signe
de douleur, quand il blessoit
des parties qui l'étoient moins.

Lorsqu'on ouvre la poitrine
d'un animal vivant, sa douleur
ne paroît pas augmenter par

la piquure ou par la section
du cœur ; il ne survient point
de nouvelles convulsions, ni
de changement dans le corps,
si ce n'est peut-être une répé-
tition plus prompte des mouvemens du cœur. Je demande
s'il s'ensuit de-là que le cœur
soit privé de sentiment. Non
sans doute. On en peut seulement conclure qu'après la
violente douleur causée par
l'ouverture de la poitrine, celle
que l'on excite de nouveau en
blessant le cœur, est trop foible pour faire impression sur
un animal mourant & à demi
insensible.

Il y a apparence que M.
Haller s'est mépris sur la sensibilité des parties, pour n'a-
voir point fait assez d'attention
à la maxime d'Hyppocrate,
confirmée

confirmée par tant d'expériences & d'observations. Ainsi ,
de ce que les animaux ne don-
noient aucunes marques de
douleur , & n'étoient agités
d'aucun mouvement convul-
sif dans les expériences de M.
Haller, il ne s'ensuit point que
les tendons, les ligamens , les
capsules articulaires , le périoste & la dure-mère soient
entiérement insensibles. L'insensibilité apparente peut venir de la douleur plus forte
qui a été produite par la section de la peau , des nerfs qui
rampent sur sa surface interne , &c. On ne peut donc pas
conclure de ces expériences ,
que les parties dont il s'agit ,
soient tout-à-fait privées de
tout sentiment. La seule con-
clusion qu'on en pourroit ti-

G

rer, est qu'elles en ont moins que plusieurs autres, ou qu'elles sont moins sensibles qu'on ne l'a cru généralement.

II. Par rapport à la moëlle, que M. Haller regarde comme insensible, les expériences de M. Duverney, faites sur des hommes (*u*), & en particulier celle qu'il fit sur un animal vivant, à l'Académie des Sciences de Paris (*x*), prouvent qu'il

(*u*) Elles ont aussi réussi à mon ami & mon collègue M. Monro.

Dans les hôpitaux, ou voyant panser ceux qui avoient eu un bras, ou une jambe coupée, je pouvois voir la moëlle à découvert ; toutes les fois que je la faisois toucher un peu rudement, le malade donnoit aussitôt des marques d'une nouvelle douleur. Mémoires de l'acad. des sciences, année 1700. pag. 205.

(*x*) Vous vous souviendrez, Messieurs, que je fis scier devant vous, par le milieu, l'os de la cuisse d'un animal vivant ; &, ayant fait ôter les chairs & les membranes pour laisser le bout de l'os entièrement à s'en faut beaucoup que cette partie soit privée de sentiment. Les raisons qu'apporte M. Haller, ne sont d'aucun poids, étant comparées avec les expériences qu'on vient de citer. La sensibilité de la moëlle ne vient pas de son huile, mais des membranes qui la contiennent, & les expériences qui démontrent sa sensibilité, prouvent que ces membranes sont fournies de filamens nerveux, quoiqu'ils puissent être trop déliés pour être suivis par l'ana-

nud, comme tous ces ébranlemens & ces divisions causoient des douleurs très-cruelles à l'animal, j'eus la précaution d'attendre que cette douleur fut passée ; &, quelque temps après, plongeant un stilet dans la moëlle, vous vîtes que l'animal donna aussitôt des marques d'une très vive douleur, ce qui fut réitéré plusieurs fois avec la même précaution & avec le même succès. Mémoires de l'acad. des sciences, année 1700, p. 205.

G ij

tomiſte le plus éxact & le plus exercé.

III. La cornée n'eſt point inſenſible , comme M. Haller le prétend. Il n'y a perſonne qui ne puiſſe s'en convaincre promptement par une expérience ſur ſes yeux. Si on touche la cornée avec le bout du doigt, on excite une douleur très-ſenſible , & on ſait que le tabac, ou un acide quelconque, appliqué à la cornée, font naître une ſenſation très-douloureuſe.

Quoique la ſcélérotique ne ſoit point privée de ſentiment, j'ai cependant trouvé qu'elle eſt moins ſenſible que la cornée , en touchant l'une & l'autre avec le bout du doigt & avec de la toile fine , ou une étoffe de ſoie très-ſouple.

J'assistai dernièrement à l'extraction du cristallin, faite suivant la méthode de M. Sharp (*y*) ; je demandai au malade s'il avoit ressenti quelque douleur quand on perça d'abord la cornée. Je pense, me dit-il, que cette douleur est égale à celle que j'ai coutume de ressentir, à l'ouverture de la peau dans la saignée.

Il est important de remarquer que, quoique la peau & la cornée soient sensibles on n'éprouve presque point de douleur, si la coupure ou l'incision sont faites avec une grande prestesse. Ainsi, quand un barbier blesse légèrement la peau avec un rasoir, on n'en est quelquefois averti que par le sang qui coule.

(*y*) Philos. transf. vol. xlviij. p. 1. p. 322.

Si on joint à cette observation, la douleur que l'on cause au malade en fixant son œil dans son orbite, & l'inquiétude que donne l'appareil d'une opération, il ne sera pas difficile de comprendre pourquoi on sent à peine la douleur, quand la cornée est percée avec une aiguille tranchante. Il paroît donc que la cornée est douée de sentiment, & l'assertion de M. Haller, que toutes les membranes sont insensibles, doit au moins souffrir une exception.

IV. Les reins, selon cet Auteur, n'ont qu'un sentiment très-foible, si même ils en ont aucun, parce qu'il n'a pû observer de signes de douleur dans les animaux dont il a coupé ou piqué ce viscère. Mais

pour faire ces expériences, il
faut couper la peau, les mufcles du bas-ventre, il faut déplacer les inteftins. On ne doit
donc pas s'attendre que les animaux donnent quelques marques d'une nouvelle douleur.
Il faudroit que ces organes
fuffent auffi fenfibles ou même
davantage, que les parties
qu'on a coupées auparavant.

Un Médecin de ma con-
noiffance, qui vit faire il y a
quelques années la nephroto-
mie, apprit du malade qu'il
avoit reffenti de la douleur
à l'ouverture du rein, mais
qu'elle avoit été moins vive
& moins aigue qu'à la fection
de la peau.

Il eft fingulier que M. Haller accorde la fenfibilité aux
uretères, pendant qu'il la re-
G iv

fuſe aux reins. Ce n'eſt point parce que les animaux donnent des ſignes d'une plus grande douleur à l'ouverture des uretères qu'à celle des reins ; mais parce qu'il ſuppoſe que la membrane interne des uretères eſt de la nature de la peau , & qu'elle en eſt une continuation (*z*).

Il faut avouer qu'il a bien raiſon de convenir que les uretères ſont ſenſibles. Les plus fortes expériences ſur des animaux n'auroient pû convaincre qu'elles ſont privées de ſentiment dans l'homme. On ſait que les pierres , en paſſant des reins dans la veſſie , excitent dans les uretères des douleurs vives. Pourquoi la douleur aigue , qui accompagne toûjours

(*z*) Aɕt. Goɪt. vol. 2. p. 131.

l'inflammation des reins , &
qui est souvent causée par la
pierre , ne feroit-elle pas conclure qu'ils sont sensibles , aussi
bien que les uretères ? Il est
vrai qu'on porte quelquefois
des pierres dans les reins sans
le sçavoir (*a*) ; mais ce fait ne
prouve rien autre chose , sinon
qu'elles étoient placées de manière à ne les point blesser.

V. Les animaux donnent de
foibles marques de sensibilité,
quand on pique les glandes,
ou qu'on y applique des corrosifs , immédiatement après
avoir coupé la peau , qui est
très-sensible. On sait cependant qu'une contusion des testicules produit souvent , & même sur le champ , une douleur
assez vive pour causer une foi-

____
(*a*) Act. Gott. vol. 2. p. 132.

blesse. Un coup sur le sein
d'une femme excite quelquefois dans le moment même des
élancemens dans cette glande,
quoiqu'il ne paroisse sur la peau
aucune marque de contusion.
On doute que des expériences
sur les animaux puissent détruire ces preuves de la sensibilité des glandes.

VI. M. Haller convient de
la sensibilité des membranes
des carotides, des linguales,
des temporales, des pharyn-
giénes, des labiales, de la thi-
roïde, & de l'aorte près du
cœur. Mais il pense que les
membranes des artères dans
d'autres endroits du corps,
n'ont point de sentiment, ou
qu'elles n'ont qu'un sentiment
très-foible. Il ne paroît pas cependant par ses expériences,

que l'irritation des unes fît plus souffrir les animaux, que l'irritation des autres. Il cesse sur ce point d'avoir recours aux expériences, & il fonde son opinion sur ce qu'il démontre ordinairement dans les premières des nerfs, qui ne lui paroissent pas s'étendre plus loin.

VII. Il conclut souvent de la même manière l'insensibilité de plusieurs parties. Il fonde non-seulement son opinion sur des expériences faites sur des animaux, mais aussi sur ce que ces parties ne reçoivent point de nerfs. Examinons cette méthode de raisonner & voyons si l'insensibilité réelle ou apparente d'une partie du corps est une preuve suffisante qu'elle n'a point de nerfs, ou

si on peut conclure qu'elle n'en
a point de ce que les anatomistes n'ont pu jusqu'à présent y découvrir quelques fi-
lets nerveux.

Les tendons sont tout-à-fait
insensibles , suivant M. Haller , & il est difficile aux anatomistes d'y découvrir des nerfs.
On peut cependant prouver
par l'observation suivante ,
qu'ils n'en sont pas dépourvus :
dans le fœtus & dans les enfans qui viennent de naître ,
les parties qui par la suite deviennent tendineuses , sont
musculaires entièrement ou en
partie , & le rapport des parties tendineuses aux musculaires augmente à proportion que
les animaux avancent en âge.
On sera donc forcé de dire que
les muscles n'ont point de nerfs

si l'on veut soutenir que les tendons n'en ont point.

Quoiqu'on ne puisse suivre les filamens nerveux jusques dans les petites artères, on a cependant raison de croire qu'elles en reçoivent. La douleur aigue que la tension de leurs membranes cause dans l'inflammation en est une preuve.

On peut dire en général, que toute partie sujette à s'enflammer par irritation, est plus ou moins sensible, & qu'elle est fournie de nerfs. Car dans ce cas, l'inflammation n'est point la suite d'une augmentation dans la force du cœur. La distension des petites artères & l'accélération du mouvement du sang, qu'elles contiennent, doivent venir d'un mouvement oscillatoire,

excité par une irritation extraordinaire & augmenté dans
ces vaiſſeaux mêmes. Or, les
vibrations des petits vaiſſeaux
étant ſemblables aux contractions alternatives qu'on obſerve
dans les muſcles dont les fibres
ont été irritées , il s'enſuit que
ces vaiſſeaux tiennent de la
nature muſculaire & qu'ils ont
par conſéquent des nerfs comme les autres muſcles.

Quant aux membranes , il
eſt conſtant que la dure-mère
& la pleure ont des filamens
nerveux (b). Ainſi on a droit
d'aſſurer que les autres membranes n'en ſont pas privées ,
quoique ces filamens puiſſent
être trop déliés pour être apper-
çus par le meilleur anatomiſte.

(b) Winſlow. expoſit. anatom. ſect. ix,
n°. 35. & ſect, x, n°. 47.

Ce fait est certain par rapport à la cornée & aux membranes, qui renferment la moëlle. Nous avons montré par des expériences décisives qu'elles sont sensibles & par conséquent qu'elles ont des nerfs. On ne doit donc pas conclure l'insensibilité d'une partie de ce qu'on ne peut pas démontrer les nerfs qui y peuvent être.

D'un autre côté, on ne peut pas affirmer positivement qu'une partie est sensible parce qu'elle reçoit des nerfs. Car les nerfs, pour remplir leurs fonctions, doivent avoir un certain dégré de tension & de flexibilité, & leur sensibilité est plus ou moins grande, à propos qu'ils sont plus ou moins tendus & flexibles. Je vais confirmer cette proposition par des exemples.

Il eſt cerrain que les os reçoivent des nerfs, quoiqu'ils
ſoient inſenſibles dans leur état
naturel. On le voit par la ſenſibilité de la ſubſtance grainée
qui s'en éléve après les frac-
tures, ou quand ils s'exfolient.
Cette chair molle devient ſenſible, à proportion qu'elle
acquiert de la dureté, & elle
perd entièrement ſa ſenſibilité,
quand elle eſt changée en une
ſubſtance calleuſe ou oſſeuſe.

Les membranes de la toile
cellulaire, dans l'état naturel,
ſont ſouples, flexibles, exten-
ſibles, & elles ont peu de ſentiment. Mais dans une bleſſure
ou dans un ulcère, en de-
venant plus fermes, elles acquiérent de la ſenſibilité : les
chirurgiens l'éprouvent tous les

jours en les touchant avec des corrosifs, ou en y appliquant des matières âcres. Quand la cicatrice a recouvert les parties dans lesquelles étoit situé l'ulcère, ces membranes reprennent leur souplesse naturelle ; elles perdent la sensibilité qu'elles avoient acquise, comme on peut le voir en faisant sur la cicatrice une nouvelle blessure. L'inflammation & la suppuration qui surviennent causant une nouvelle tension & une plus grande fermeté redonnent à ces membranes le sentiment qu'elles avoient perdu.

La dure-mère n'a également, dans l'état naturel qu'une foible sensibilité. Après le trépan, elle forme une substance grainée & devient sensible à toutes les matières irritantes qu'on y applique. Il en est de même des cartilages, des ligamens, des tendons, &c.

Il est nécessaire de faire attention à ce changement successif dans la fermeté des parties, & aux effets qu'il produit sur les nerfs. Sans cette observation il seroit impossible d'expliquer pourquoi les parties des muscles qui, dans le fœtus & dans les enfans, sont lâches, sensibles & capables de contraction, deviennent en grande partie insensibles, lorsque l'âge les a endurcies & en a formé des tendons.

Si donc la sensibilité est une preuve certaine de l'existence des nerfs dans une partie du corps, il n'en est point qui soit entièrement privée de nerfs, quoique les anatomistes ne puissent pas les démontrer dans chaque partie.

Il paroît par ce que nous avons dit, que les expériences de M. Haller sur des animaux vivans n'établissent pas suffisamment son opinion, & que la preuve de l'insensibilité des parties, tirée de l'impossibilité d'y démontrer des nerfs, n'est point du tout concluante.

Passons à l'examen des maladies & voyons quelles nouvelles observations elles peuvent nous fournir à ce sujet.

SECTION III.

Si les parties qui sont insensibles, suivant M. Haller, étoient réellement privées de nerfs, elles ne pourroient en aucun cas devenir le siége d'une

senſation douloureuſe. En les
ſuppoſant même fournies de
nerfs , & peu ſenſibles , il ne
ſeroit pas probable qu'elles
fuſſent le ſiége des douleurs
qu'on y place ordinairement.

Pour éviter la confuſion dans
cette matière, il faut diſtinguer
dans les parties du corps , les
deux états de ſanté & de maladie.

Dans l'état naturel ou de
ſanté , pluſieurs parties n'ont
qu'un ſentiment très - foible.
C'eſt une attention bienfai-
ſante de la nature pour préve-
nir les maux dont nous ſerions
accablés. Car ſi ces parties
étoient très-ſenſibles , il s'en-
ſuivroit au moins un mal-aiſe
continuel , même dans les exercices ordinaires de la vie. Ainſi,
quand elles ſont coupées ou
bleſſées dans l'état naturel , on

doit ressentir très-peu de douleur. Mais s'il survient une inflammation, les vaisseaux &
les filamens nerveux trop tendus font naître une sensibilité
extrême, qui avertit de cher-
cher le reméde du mal.

Plusieurs expériences démontrent que l'inflammation com-
munique à des parties déjà très-
sensibles dans l'état naturel, un
sentiment encore plus vif. Les
fibres de l'estomac d'un homme
sain souffrent l'action du vin,
de l'eau-de-vie, & d'autres liqueurs piquantes, sans en être
blessées. Mais quand l'estomac
est enflammé, les boissons les
plus douces y excitent souvent
des convulsions. La lumière,
qui ne cause aux yeux dans leur
état naturel aucune douleur
sensible, devient insupportable

lorsqu'il y a inflammation.

Il est également certain que les parties les plus insensibles acquiérent un dégré considérable de sensibilité, lorsqu'elles sont enflammées, ou attaquées de quelqu'autre maladie. Les exemples que nous avons rapportés ci-dessus, le prouvent par rapport aux os, à la toile cellulaire & à la dure-mère. Les faits suivans le prouveront de même, par rapport à d'autres parties, que M. Haller regarde comme entièrement, ou presque entièrement insensibles.

Dès qu'il y a inflammation dans quelques-unes des glandes, comme les parotides, les amygdales, les maxillaires, les mammelles, les testicules, les reins, &c. on ressent des douleurs vives, principalement lorsque la partie tombe en suppuration. Souvent même la douleur se fait sentir avant que les tégumens soient affectés, ou qu'ils soient considérablement tendus. Les conséquences qu'on tire des skirres & des autres tumeurs indolentes font-elles capables de détruire des preuves si claires de la sensibilité des glandes?

La partie antérieure de l'œil, quand elle est enflammée, ne peut supporter l'attouchement d'aucune substance dure ou irritante; & les *fungus*, qui s'y élevent, causent une douleur aigue quand on les irrite.

Dans le rhumatisme, le moindre mouvement excite dans les articulations qui n'ont point de fibres musculaires, une sensation vive & douloureuse, quoi-

que la peau ne ſoit point tendue & qu'elle conſerve ſa couleur naturelle. Cette douleur
doit être une ſuite de la ſenſibilité des ligamens & des tendons ; car des branches conſi-
dérables de nerfs ainſi affeêtés
exciteroient des convulſions
dans les muſcles auxquels ils
ſe diſtribuent. Or , dans ce cas
on ne voit point qu'il ſurvienne
de convulſions ; & on peut ajou-
ter que la douleur ne ſe fait pas
reſſentir dans l'endroit où ſont
ſitués les gros nerfs.

Une contuſion cauſée par
une chute ſur le grand trochan-
ter de la cuiſſe , même ſans
échymoſe ni gonflement des tégumens eſt quelquefois ſuivie en
très-peu de temps , d'une douleur inſupportable dans toute
la partie extérieure de la cuiſſe ,

de

de la jambe & du pied. Cette douleur subsiste souvent des années entières dans toute l'é-tendue du *fascia-lata*.

L'inflammation du périoste, comme dans le panaris, où la suppuration se forme entre l'os & cette membrane, cause des douleurs très-aigues. On les ressent même dans la réplétion des vaisseaux du périoste trop tendu, produite par la chaleur ou par le suc nourricier dans des *nodus* vénériens. Il survient dans le *spina-ventosa* & dans les autres suppurations de la moëlle, une sensation doulou-reuse, avant qu'aucuns signes de maladie se manifestent à l'extérieur.

Ces observations semblent démontrer incontestablement, que plusieurs des parties, regardées par M. Haller comme insensibles, sont souvent, dans le corps humain, le siége de douleurs très-vives; & je ne puis m'empêcher de penser qu'il s'est mépris en d'autres cas, où il s'efforce de leur assigner un siége différent. Je suis convaincu, qu'il jette les fondemens d'une pratique dangereuse. Ainsi il est important d'examiner ces cas avec attention.

I. Il prétend que la douleur, l'enflure & l'inflammation du bras, qui suivent quelquefois l'ouverture de la veine médiane, ne viennent pas de la blessure du tendon du muscle biceps, mais de celle du nerf médian, ou de quelque autre nerf. Si cela étoit ainsi, pourquoi ne verroit-on jamais de pareils symptômes après la sai-

gnée de la jugulaire ou de la
céphalique ? On pique souvent
des filamens nerveux en ouvrant la veine jugulaire , &
cette piquure excite une douleur aigue, comme si la pointe
de la lancette étoit restée dans
l'endroit blessé. Cependant la
douleur se dissipe dans un jour
ou deux, ou même plutôt. Les
suites de la saignée à la médiane sont différentes. Quoique d'abord on sente peu de
douleur, ou qu'on n'en sente
point du tout, non-seulement
il survient une enflure dans
tout le bras & une douleur vive ; mais il se forme souvent
une tumeur dure à l'endroit
de la piquure. Il en sort une
lymphe ténue , & le malade ne
recouvre entièrement l'usage
de son bras, qu'après plusieurs

mois , quelquefois même il perd
le mouvement de l'articulation
du coude.

On fait par des obfervations,
que la piquure du tendon peut
être la caufe des fymptômes qui
fuivent la faignée du bras. Il
y a quelques années qu'une
perfonne mourut dans cette
ville d'une fiévre occafionnée
par la douleur , l'enflure & l'inflammation , qui furvinrent
après l'ouverture de la veine
médiane du bras droit. Le tendon du biceps étoit enflé &
avoit prefque dix fois fon volume naturel.

D'autres obfervations ont
appris que les tendons peuvent
devenir extrêmement fenfibles
lorfqu'ils font enflammés. L'il-
luftre Van-Swieten rapporte (c)

(c) Comment. in aphor. Boerh. v. 1.
p. 219.

qu'un gentilhomme fut saisi de violentes convulsions dans tout le corps , aussi-tôt que le chirurgien tira un des tendons situé auprès de la malléole interne , le prenant pour une partie de la membrane graisseuse.

I I. M. Haller attribue la douleur de la goutte à la peau & aux nerfs subcutanés , & non aux capsules ou aux ligamens des articulations. Mais la rigidité des articulations , que la goutte produit , montre que le siége de cette maladie est plus profond que la peau , & les nerfs qui rampent à sa surface interne. Il est certain , que les ligamens des articulations sont affectés , aussi bien que les tendons des muscles qui servent à leurs mouvemens.

Après une entorse au poi-

gnet, ou aux malléoles, souvent on ne ressent pas sur le
champ une grande douleur ;
mais quand les parties trop ten-
dues commencent à s'enfler &
à s'enflammer, il survient une
douleur vive, que le mouvement de l'articulation augmente considérablement.

On ne peut attribuer cette
douleur qu'à la distension qu'ont
souffert les tendons & les ligamens. On ne persuadera pas à
des médecins qu'elle vienne
d'une lésion de la peau, ou de
celle des nerfs subcutanés. Mais
si les tendons ou les ligamens
trop distendus sont susceptibles
de douleur, pourquoi ne pour-
roient-ils pas être le siége principal de celle qui affecte les articulations des personnes gout-
teuses.

Les pierres calcaires, que la
goutte produit dans les articulations, occafionnent fouvent
une douleur aigue avant de per-
cer le ligament capfulaire &
avant que la peau foit rouge ou
fort tendue.

Enfin, fi on n'accorde pas de
fenfibilité aux ligamens, qu'on
tâche d'expliquer une obferva-
tion de mon ingénieux ami M.
Monro, & peut-être de plufieurs autres. Un cautère pour
une hydropifie de l'articulation
du genou, panfé avec un pois
pendant long-tems, caufoit peu
de douleur au malade. Pour
donner iffue à l'eau, on fit avec
la lancette une piquure dans
la capfule de l'articulation,
très-près de l'endroit où étoit
le cautère. Il furvint une douleur violente & une inflamma-

tion, qui conduisirent le malade au bord du tombeau.

I I I. M. Haller pense, que la dure-mère étant insensible, ne peut être le siége de la phrénésie ou d'un mal de tête. Mais quelque foible sentiment que cette membrane puisse avoir dans l'état naturel, elle peut être le siége de ces maladies, si elle est susceptible de douleur, toutes les fois qu'elle est enflammée ou obstruée. On a trouvé, en ouvrant des phrénétiques, la dure & la pie-mère & la substance corticale du cerveau enflammées, en suppuration ou en mortification. Dans des personnes qui, après s'être rétablis plus d'une fois de la phrénésie, ont été emportées par d'autres maladies, la dure & la pie-mère se sont trouvées plus dures & plus épaisses qu'à l'ordinaire (*d*).

Les douleurs de tête, qui accompagnent généralement la fiévre, commencent souvent plusieurs jours avant qu'il paroisse aucun signe de délire. On ne peut donc les attribuer à une obstruction de la substance corticale du cerveau. Elles ne peuvent pas non plus avoir leur siége dans les tégumens extérieurs du crâne ; car en pressant la partie affectée on augmenteroit la douleur, comme il arrive dans les maux de tête périodiques, qui résident dans les nerfs subcutanés, ou dans le péricrâne. Ces douleurs ne peuvent donc provenir que de

____

(d) Van-Swieten comment. vol. 1. p. 550.

H

l'obſtruction de la dure ou de la pie-mère.

IV. Enfin, M. Haller croit, que la pleure étant inſenſible, n'eſt point le ſiége de la douleur que reſſentent les pleurétiques, & il le place dans les muſcles intercoſtaux, ou dans les gros nerfs ſitués entre les côtes. Mais la pleure, quoique douée d'un ſentiment foible, dans ſon état naturel, peut être affectée d'une douleur conſidérable, quand elle eſt enflammée.

L'ouverture de la poitrine des perſonnes mortes de cette maladie, dont on a trouvé la pleure enflammée, ou en ſuppuration (*e*), ſuffit pour prouver qu'elle eſt ſouvent le ſiége de la pleuréſie.

(*e*) Van-Swieten comment, in aphor. Boerh. vol. 3. p. 8.

Outre l'insensibilité de la pleure, M. Haller emploie un autre raisonnement très-plausible pour montrer que la pleurésie ne peut avoir son siége dans cette membrane. C'est dans le temps de l'inspiration, dit-il , que les pleurétiques souffrent le plus. Or, les côtes s'approchent alors les unes des autres , les intervalles qui les séparent deviennent plus petits, & par conséquent la pleure se trouvant plus lâche & moins tendue , que pendant l'expiration , devroit causer moins de douleur.

On peut répondre à ce raisonnement par une observation exacte de M. Haller lui-même. Il a remarqué, il y a long-tems, que l'inspiration ordinaire dans les hommes se fait principalement par le moyen du diaphragme , & que les muscles intercostaux n'y contribuent presqu'en rien (*f*). Il s'ensuit de cette observation , que dans l'inspiration des pleurétiques , qui se fait toujours avec une sorte de précaution , le changement dans la distance des côtes est très-peu considérable. Mais comme la partie inférieure de la pleure doit être , pendant l'inspiration , un peu tendue par l'abaissement du diaphragme , il n'est pas étonnant que la douleur soit alors plus aigue.

Par rapport aux femmes , & sur-tout à celles qui sont enceintes , elles emploient plus que les hommes les muscles in-

(*f*) Prælect. in institut. med. Boerh. vol. iv. n°. 615. not. a.

tercostaux dans l'inspiration ordinaire ; la cavité de la poitrine
augmente suivant toutes ses di-
mensions. Par conséquent la
pleure doit être plus tendue
dans le temps de l'inspiration,
que pendant l'expiration.

Ce que M. Haller dit de l'approche des côtes dans le temps
de l'inspiration, est très-vrai,
par rapport aux côtes supérieu-
res. Mais je doute qu'il en soit
ainsi des inférieures. Tout le
monde peut éprouver sur soi-
même que dans une très-grande
inspiration les six ou sept côtes
inférieures s'écartent l'une de
l'autre, & s'approchent dans
l'expiration qui succéde (*g*). Ain-

(*g*) Ce que M. Monro dit sur les mouvemens du thorax, dans son anatom. des
os, édit. 5. p. 242, fait entendre pourquoi
non seulement les fausses côtes, mais encore quelques-unes des vraies s'écartent

ſi l'augmentation de douleur des pleurétiques dans le temps de l'inſpiration , ne prouve point que la pleuréſie n'ait pas quelquefois ſon ſiége dans la pleure.

On a diſcuté les raiſons de M. Haller ſur la ſenſibilité des parties des animaux , & quoique ſes expériences nous apprennent , que quelques parties ont un ſentiment plus foible qu'on ne l'a communément imaginé , on eſpère que le lecteur , après avoir péſé mûrement tout ce qui a été dit juſqu'ici , ſera bien éloigné de prononcer qu'elles ſont entièrement inſenſibles. Il ne condamnera point l'accord unanime des Médecins, tant anciens que mo-

plutôt qu'elles ne s'approchent l'une de l'autre pendant l'inſpiration.

dernes, sur le siége de plusieurs maladies, & il se gardera bien d'adopter une doctrine, qui n'est pas suffisamment prouvée, & qui peut avoir des suites funestes dans la pratique.

SECONDE PARTIE.

DE L'IRRITABILITÉ.

SECTION I.

ON sait que plusieurs parties du corps humain sont élastiques. Si on les presse, elles cédent à la pression, si on les abandonne elles se remettent dans leur premier état. Si on les coupe, elles se retirent de part & d'autre & laissent un intervalle. Mais la faculté de tendre à se racourcir, quand on la touche, est propre à la fibre musculaire, elle a seule une force contractive, qui se manifeste, ou en conséquence d'un acte de la-volonté, ou qui est excitée par quelque *stimulus* qui lui est appliqué, ou à ses nerfs. De-là nait la division de ces mouvemens en volontaires & involontaires.

Le savant docteur Haller nomme irritabilité le pouvoir qu'ont les muscles de se contracter quand on les irrite, & il a montré par un grand nombre d'expériences curieuses, faites sur des animaux vivans, que la faculté de se contracter est commune à toutes les fibres musculaires, qu'elles sont les seules parties irritables, & qu'entre elles il y en a de plus ou moins sensibles à l'irritation.

Il met au nombre des parties irritables du corps les veines lactées, les glandes & les sinus muqueux ; mais il refuse cette propriété aux reins, aux uretères, & presque entièrement aux artères , aux veines & aux conduits excrétoires des glandes.

Je ne puis m'empêcher d'être d'un sentiment différent à l'égard des dernières parties, puisqu'elles sont aussi bien musculaires que les premières , & que les expériences qu'a fait M. Haller sur des animaux vivans & mourans , ne lui ont pas plus manifesté l'irritabilité des unes, que celle des autres (*h*).

On peut démontrer par des expériences incontestables , que les petites artères ne sont pas privées d'irritabilité. D'où

(*h*) Act. Gotting. vol. 2. p. 139. 143.

vient , par exemple , l'inflammation que l'esprit de vin ou
un cataplasme irritant , appliqué
à la peau ou aux yeux , excitent
presque sur le champ ? Ce n'est
point certainement d'une augmentation de la force du cœur,
ou des grosses artères. Elle ne
peut provenir que des vaisseaux
mêmes stimulés , qui font alors
agités de fortes contractions alternatives. Par le moyen de
ces contractions , le *moment* du
sang dans ces vaisseaux est considérablement augmenté , &
les globules rouges font pouffés
dans des vaisseaux qui ne reçoivent dans l'état naturel, que
la sérosité ou la lymphe.

De ce qu'en irritant l'aorte avec
les instrumens ou avec les corrosifs, on n'apperçoit aucune contraction, on n'est pas fondé à con-

clure que les artères font privées
d'irritabilité (*i*). M. Haller n'a
pas non plus obfervé de mouvement dans les glandes, ni dans
les finus muqueux, qu'il regarde cependant comme irritables (*k*). D'ailleurs, il eft probable, que les petites artères
capillaires font plus irritables
que l'aorte, ou que les groffes
artères, parce que leur membrane mufculaire eft moins ferme & moins tendineufe.

M. Haller reconnoît que les
veines lactées font irritables ;
parce que, quelques remplies
de chyle qu'elles foient à l'heure de la mort, elles fe vuident
abfolument & fe contractent fi
fort, qu'on ne peut plus y dé-

(*i*) Act. Gotting. vol. 2. p. 141.
(*k*) Idem. p. 143.

couvrir de cavité (*l*). Mais toutes les artères du corps, tant les
grosses que les petites ; ne se
contractent-elles pas aussi après
la mort, & ne poussent - elles
pas dans les veines la plus grande partie du sang qu'elles contenoient? D'ailleurs ne devroit-
on pas plutôt attribuer le resserrement des veines lactées à l'é-
lasticité de leurs membranes ,
alors augmentée par le froid ,
qu'à une vraie contraction
musculaire ?

Mais si les veines lactées sont
irritables , comme je le pense,
quoique par d'autres raisons que
celles de M. Haller , il faudra
convenir que les vaisseaux lymphatiques & les autres vaisseaux
du corps le sont également. Les

(*l*) Act. Gotting. vol. 2. p. 142.

vaiſſeaux lactés ne ſont qu'une
eſpéce de veines lymphatiques,
qui naiſſent de la membrane veloutée des inteſtins, & qu'on a
nommé lactées, à cauſe de
la couleur du fluide qu'elles
contiennent. La ſtructure des
veines lactées & du canal tho-
rachique ne nous met pas plus
en droit de leur attribuer l'irritabilité, qu'aux autres vaiſſeaux du corps.

Par rapport aux veines, je
me contenterai de remarquer
que les troncs des veines-caves,
auprès du cœur, étant très-irri-
tables, puiſqu'ils ont des contractions alternatives, il n'y a
pas d'apparence que les autres
veines ſoient entièrement privées d'irritabilité.

Je ſais que M. Haller refuſe
tout mouvement propre à la

veine cave, & qu'il attribue ſes dilatations alternatives au ſang qui y eſt pouſſé par la contrac-tion de l'oreillette (*m*). Mais s'il en étoit ainſi , comment la veine cave ſe contracteroit-elle cinq ou ſix fois avant que l'o-reillette droite fit ſeulement une pulſation , comme Stenon l'a obſervé dans les lapins (*n*) ? Comment ſeroit-il poſſible que la veine - cave continuât ſes mouvemens alternatifs , long-temps après que l'oreillette droite a ceſſé de ſe mouvoir (*o*) , & même après en avoir entiè-rement ſéparé le cœur & cette oreillette (*p*) ? Ces faits mon-

(*m*) Primæ lineæ phyſiol. édit. 2. n°. cxiij.

(*n*) Bartholin. epiſt. med. cent. iv. p. 3.

(*o*) Barthol. epiſt. med. cent. iv. p. 110. & Eſſay on vital motions, p. 354.

(*p*) Walæus de mot. ſang. ad finem ana-tom. Barthol. p. 783.

trent si clairement, que les contractions alternatives des veines
caves ne dépendent pas de
celles de l'oreillette droite ,
qu'il est inutile d'en apporter
d'autres preuves.

La grande quantité d'urines
pâles, que rendent tout-à-coup
les personnes hystériques , &
l'écoulement considérable de
salive que le goût ou même
la vue des mets excitent ,
prouvent que les vaisseaux sécrétoires des reins & les conduits excrétoires des glandes
salivaires sont agités dans ces
cas d'un mouvement extraordinaire d'oscillation , conséquemment qu'ils ne font pas
privés d'irritabilité. Pourquoi
M. Haller refuse-t-il cette propriété aux vaisseaux des reins
& aux conduits excrétoires des

glandes, puisqu'il l'accorde aux
sinus muqueux & aux glandes
lacrymales, à cause du larmoye-
ment & de l'écoulement de
mucus que les irritans produisent ? Il n'a point fait d'expériences là-dessus dans les animaux vivans (*q*).

Quand une pierre passe des
reins à la vessie , l'irritation
qu'elle cause n'occasionne-t-elle
pas une espéce de contraction
spasmodique dans l'uretère ?
Une forte dose d'opium faci-
lite son passage , en émoussant
ou en détruisant le sentiment
douloureux & en diminuant par
conséquent la constriction de
l'uretère. Ce canal paroît donc
avoir un certain dégré d'irritabilité , quoique M. Haller dise
qu'il étoit insensible au *stimu-*

(*q*) Act. Gotting. vol. 2. p. 143.

lu

lus de l'huile de vitriol, dans les animaux ſoumis à ſes expériences (*r*).

Par la même raiſon, on ne peut pas conclure que l'iris ſoit privée de cette qualité, de ce qu'elle ne paroiſſoit pas ſe contracter, quand on l'irritoit avec la pointe du couteau (*s*).

M. Haller ajoute que la dilatation de la pupille ne dépend point d'une force muſculaire, parce qu'elle s'élargit à l'heure de la mort ou immédiatement après (*t*).

J'ai obſervé ailleurs (*u*), que la dilatation de la pupille étoit due aux fibres longitudinales de l'uvée. Ces fibres retirent les bords de la pupille par leur

(*r*) Act. Gotting. vol. 2. p. 142.
(*s*) Pag. 143.
(*t*) Act. Gotting. vol. 2. p. 143.
(*u*) Eſſay on vital motions, &c. §. vij.

I

contractilité naturelle , quand
le muscle orbiculaire n'est pas
excité à se contracter par l'action de la lumière sur la rétine.
Par conséquent à l'instant de
la mort , l'œil devenant insensible , la prunelle doit rester
très-large. Mais quelque tems
après la mort , comme l'a toujours observé M. Winslow (x) ,
& comme je l'ai aussi remarqué
moi-même , la prunelle devient
plus étroite , parce que les fibres longitudinales de l'uvée
perdent leur ton , deviennent
flasques & s'allongent. M. Haller ne paroît pas avoir fait attention à ce qui est dit aux pages
111 & 129 de mon Essai sur les
mouvemens involontaires, &c.
lorsqu'il rapporte la dilatation

____

(x) Mém. de l'académie des sciences,
année 1721.

de la pupille à l'inftant de la mort, comme une preuve évidente qu'elle ne dépend pas de la force contractive des fibres de l'uvée. Cette dilatation même de la pupille, comparée avec fon rétréciffement qui furvient quelque tems après la mort, démontre la vérité de ce que j'ai avancé. Enfin, fi la dilatation de la pupille ne dépend pas de l'élafticité, ou de la contractilité naturelle des fibres radiées de l'uvée, à quelle caufe peut-on l'attribuer ? Je préfume que M. Haller a abandonné, comme contraire aux loix connues de l'Hydroftatique, l'idée qu'il avoit que l'humeur aqueufe pouffoit en dehors les bords de la pupille. Il eft cependant à propos de remarquer, qu'en fuppofant

même que l'uvée ne fût pas
musculaire, & qu'elle ne for-
mât qu'une membrane cellulaire, elle pourroit retirer par
son élasticité, les bords de la
pupille, dès que la cause qui la
contracte cesseroit d'agir. On
voit un exemple d'une pareille
contraction dans le dartos du
scrotum. La pupille seroit, à la
vérité, très-dilatée à l'instant
de la mort, mais elle devien-
droit plus étroite quelque tems
après, lorsque cette substance
cellulaire commenceroit à perdre son élasticité.

M. Haller n'ayant pû découvrir de muscle orbiculaire, qui
entoure le bord de la pupille,
a conclu qu'il n'y en avoit
point, & il attribue la contraction de cette partie à une plus
grande affluence des fluides

dans les plus petits vaisseaux de l'uvée, que le *stimulus* de la lumière, qui agit sur elle, a occasionnée. J'ai fait voir ailleurs l'insuffisance de cette hypothèse (*y*). Des différens mouvemens des plus petits insectes, on conclut qu'ils ont des muscles, comme les grands animaux, quoiqu'on ne puisse les démontrer avec le scalpel, ni par le secours du microscope. Nous pouvons pareillement déduire l'existence du muscle orbiculaire de l'uvée des mouvemens réguliers de la pupille, quoique son tissu soit si délicat, que l'anatomiste puisse à peine le distinguer d'une membrane cellulaire dense.

Je ne parlerai point de quelques autres articles du mé-

(*y*) Essay on vital motions, p. 127, &c.

moire de M. Haller, quoique je ne fois pas entiérement fa-tisfait de fes raifons & de fes expériences *.

*M. Haller me fait dire, que la con-traction de tous les mufcles du corps eft interrompue par des relâchemens alter-natifs, (Act. Gotting. vol. 2, p. 145.) au lieu qu'aux pages 10 , 257 , & 261 de mon Effai fur les mouvemens vitaux , j'ai expreffément excepté le fphincter de la prunelle, les mufcles de l'oreille in-terne , & quelques autres , dont la contrac-tion dépend d'un *ftimulus* , qui agit fur quelque partie voifine ou éloignée. J'ai, à la vérité , affirmé que tous les mufcles aux fibres defquels un *ftimulus* eft immé-diatement appliqué fe tendent & fe re-lâchent alternativement, & je ne connois aucun exemple contraire. M. Haller dit que la veffie urinaire forme une excep-tion à cette régle. Si on la pique, dit-il, avec un couteau , dans un chien mou-rant , elle fe contracte fans difcontinuer , jufqu'à la fin , & elle chaffe l'urine. (Act. Gotting. vol. 2 , p. 142 & 145.) Mais puif-que Wepfer a obfervé , que la veffie fe contracte quelquefois d'elle-même après la mort , & qu'elle fait fortir l'urine qu'elle contenoit , il paroît probable que dans les expériences de M. Haller , la contrac-

Je vais examiner ce qu'il

tion de la veſſie & l'expulſion de l'urine,
provenoient plutôt de l'élaſticité de ſes
membranes, que d'une action muſculaire
propre. Il avoue que cette expérience ne
réuſſiſſoit pas toujours. Nous pouvons
ſuppoſer que ce n'étoit que dans le cas
où l'impulſion communiquée à la veſſie
en la piquant, jointe à ſa force élaſtique,
qui eſt augmentée par le tiraillement de
ſes membranes, ſuffiſoit pour dilater le
ſphincter de la veſſie, & pour ouvrir un
paſſage à l'urine dans l'uréthre. La veſſie
continuoit de chaſſer l'urine par ſa ſeule
élaſticité, & elle ſe réduiſoit à ſon plus
petit volume. Ne doit-on pas auſſi pré-
ſumer que quand la veſſie ſe contracte
d'elle-même, & qu'elle fait ſortir l'urine
après la mort, cet effet peut venir du
poids de l'urine ou du froid. Le poids de
l'urine dilateroit le ſphincter de la veſſie,
dans certaines ſituations. Le froid con-
tribueroit, par le reſſerrement qu'il produit, à augmenter la contractilité de la
veſſie, tandis que ſon ſphincter, comme
tous les autres muſcles du corps, eſt af-
foibli & relâché. Dans les animaux morts,
dont on n'a pas ouvert le bas - ventre,
la veſſie peut être tellement preſſée par
les inteſtins, généralement très - enflés
après la mort, que l'expulſion de l'urine
s'enſuive.

I iv

avance fur la nature de l'irritabilité.

Si M. Haller ne veut pas fe contredi-
re lui-même, il doit abandonner l'exemple de la veſſie ; car il dit (Act. Gotting.
vol. 2, p. 139 & 144.) que tous les mufcles, fans en excepter aucun, palpitent
naturellement après la mort, qu'ils fe
tendent & fe relâchent alternativement. Si
donc la veſſie urinaire étant ftimulée, ne
fe contracte pas de cette manière, il s'enfuit
qu'elle n'eft pas vraiement mufculaire.

Ajoutez, que fi la contraction uniforme de la veſſie eft une preuve fuffifante
de fa ftructure mufculaire, nous devons
accorder que le dartos, ou la membrane
cellulaire du fcrotum l'eft également ; car
il fe contracte uniformément & ride le fcrotum, lorfqu'on y applique de l'eau froide
& aftringente, ou des liqueurs âcres.

Après tout ce que nous venons de dire,
il paroît probable, que la contraction que
M. Haller a obfervée dans la veſſie urinaire, n'étoit pas mufculaire à propre-
ment parler. Mais quoiqu'on pût être porté à conclure de fes expériences, que la
veſſie même n'eft pas mufculaire dans la
force du terme, cependant fon fphincter
l'eft fans contredit, puifqu'il eft agité,
quand on l'irrite, de contractions & de
relâchemens alternatifs.

SECTION II.

J'AVOIS tâché de montrer, dans mon Essai sur les mouvemens vitaux & involontaires des animaux, que la force du *stimulus*, appliqué aux muscles, les excitoit à se contracter, en produisant, ou dans ces muscles, ou dans leurs nerfs, une sensation désagréable. Mais M. Haller, qui pense que l'irritabilité est une propriété innée des fibres musculaires, prétend qu'elle est indépendante des nerfs, & qu'elle n'a aucune connéxion avec la sensibilité.

1°. Parce que les parties les plus sensibles, telles que la peau & les nerfs, ne sont pas irritables.

2°. Parce qu'on n'observe

I v

pas que l'irritabilité de nos organes soit proportionnelle à leur sensibilité.

3°. Parce que des parties privées de sentiment sont irritables.

Je dirai par rapport à la première de ces raisons, que les muscles étant les seuls organes du corps, que leur fabrique particulière rende propres au mouvement, la non-irritabilité des nerfs n'est point une découverte surprenante, comme M. Haller paroît le penser. C'est une suite nécessaire de leur structure ; car la force contractive ne dépend pas de la sensibilité seule, il faut qu'elle soit jointe à une construction particulière.

On peut donc répondre que l'irritabilité suppose toujours la

sensibilité à un certain dégré,
mais que la sensibilité ne renferme pas nécessairement l'irritabilité, à moins que la partie,
par sa structure particulière, ne
soit propre au mouvement,
c'est-à-dire, à moins qu'elle ne
soit musculaire.

Quoique la peau ne soit pas
irritable dans le même sens que
les muscles le font, on voit par
la douleur & par l'inflammation que les vésicatoires & les
autres matières âcres y excitent, qu'elle est très-sensible à
l'impression des *stimulus*. La
peau aiguillonnée n'a point de
contractions alternatives, parce que sa structure ne la rend
pas capable de cette espèce de
mouvement ; mais elle devient
rouge, elle s'enflamme ; les liqueurs se répandent si abon-

damment , que l'épiderme se
sépare , & s'éleve en forme de
vessie remplie d'eau. La raison
en est que les petits vaisseaux ,
dont elle est en grande partie
composée , participent de la nature musculaire , & que , comme les gros muscles , ils sont
excités par le *stimulus* à des
contractions alternatives.

D'ailleurs , le dartos , ou la
membrane cellulaire du scrotum , se contracte uniformément , quand il est exposé à
l'air froid , ou à l'action de tout
autre *stimulus*. La peau paroît
aussi souffrir quelque espèce de
contraction par le contact de
l'air froid ou de l'eau : elle s'é-
lève en formant des tubercu-
les , qui ressemblent à ceux de
la peau d'une oye. Quand on
jette à quelqu'un , sans qu'il

soit prévenu, de l'eau froide
sur une partie du corps, il survient sur le champ une espèce
de frissonnement universel, &
tous les pores du corps se res-
serrent.

Ces exemples ne prouvent-
ils pas que le dartos & la peau
sont sensibles à l'impression du
stimulus, & qu'ils sont par
conséquent irritables, quoique
dans un autre sens que les muscles ?

On peut donc distinguer l'irritabilité du corps humain en
trois espèces : sçavoir, 1°, la
force de contraction alternative, particulière aux organes
que nous nommons muscles.
2°. Le resserrement uniforme,
qui arrive au dartos & aux pores de la peau. 3°. La rougeur
& l'inflammation excitées dans

toute partie sensible du corps ,
par l'application de subſtances
âcres. Celle-ci , à la vérité ,
n'eſt qu'un effet de la première
eſpèce d'irritabilité , qui agit
dans les petits vaiſſeaux des
parties.

2. Il n'eſt pas vrai , comme
M. Haller l'avance , que l'irritabilité de nos organes ne ſoit
pas proportionnée à leur ſenſibilité. L'inflammation d'une
partie quelconque irritable, qui
augmente ſa ſenſibilité , la rend
de plus en plus irritable , comme nous le montrerons dans la
ſuite par différens exemples.

Les raiſons qu'apporte M.
Haller ſont , que l'eſtomac eſt
plus ſenſible que les inteſtins ,
& qu'il eſt cependant moins irritable ; que le cœur même
n'a qu'un foible ſentiment , &

qu'en le touchant dans un homme, qui a ſes ſens, on lui procure plutôt un évanouiſſement, que de la douleur *(c)*.

Je réponds que l'eſtomac eſt plus ou moins ſenſible à certains égards, que les inteſtins. Il a un ſentiment particulier, qui lui fait trouver déſagréable des ſubſtances auxquelles le goût, ou l'odorat, trouvent très-peu d'acrimonie. Comme il eſt le ſiége principal de la faim, il reſſent plus vivement que les inteſtins le beſoin des alimens, & il eſt plus ſenſible au plaiſir qu'ils cauſent. D'un autre côté, les inteſtins paroiſſent auſſi ſuſceptibles de douleur, que l'eſtomac, ou même que tout autre organe du corps. Une inflammation

---

(c) Aſt. Gotting. vol. 2. p. 136.

dans cette partie est, pour le
moins, aussi sensible, que celle
de l'estomac. Le jalap, le se-
né & d'autres purgatifs, qui
occasionnent rarement de la
douleur dans celui-ci, causent
souvent de vives tranchées dans
les intestins.

Par rapport au cœur, Har-
vey semble avoir conclu trop
légérement, qu'il est insensible. Une opération ayant été
faite sur un jeune Seigneur, le
cœur fut touché, & cet attouchement n'excita presque aucune sensation. Mais ce ne fût
point à la substance même du
cœur que ce grand homme appliqua ses doigts, ce fut à une cal-
losité insensible, ou à une chair
fongueuse qui le recouvroit.

La peau, quoiqu'une des parties les plus sensibles du corps,

ne reſſent aucune douleur d'une
preſſion, ou d'un frottement
léger, parce qu'elle eſt défen-
due par l'épiderme inſenſible.
Il en eſt de même du cœur,
quand on le touche légérement. Il n'a qu'un ſentiment
foible, parce qu'il eſt recouvert
de la lame interne du péricarde,
qui a peu de ſenſibilité, ainſi
que les autres membranes du
corps (*d*). L'enveloppe que le
méſentère fournit aux inteſtins,
rend leur ſurface externe moins
ſenſible. La femme dont parle
Peyer, ne reſſentoit point de
douleur, quand Wepfer & lui
manioient ſes inteſtins (*e*). Mais,
quoique la ſurface externe du
cœur & des inteſtins n'ait pas

(*d*) Act. Gotting. vol. 2. p. 130.
(*e*) Paverg. anatom. exercit. 1, cap.
IV.

un dégré de senfibilité confidérable, on n'en peut rien conclure à l'égard de leur furface
interne, fur laquelle agiffent
les *ftimulus* naturels, qui excitent leurs mouvemens. Le
contraire eft même très-probable, pour ne pas dire certain. Le Docteur Haller lui-
même, a obfervé que, dans
les animaux mourans, ou qui
viennent de mourir, le cœur
eft beaucoup plus affecté par
l'irritation douce de l'eau chaude ou de l'air, pouffés dans fes
ventricules, qu'il ne l'eft par
l'application des liqueurs les
plus corrofives à fa furface externe, ou même par des pi-
quûres faites avec la pointe
d'un fcalpel (*f*). On verra par
une expérience, qui fera rap-

(*f*) Act. Gotting. v. 1.

portée dans la suite, que le *stimulus* du sang sur les parois in-
ternes des cavités du cœur , excite quelquefois un mouvement de palpitation , dans le tems que l'huile de vitriol , ap-
pliquée à sa surface externe , ne produit pas le moindre effet semblable.

Quant au rapport de la sen-
sibilité & de l'irritabilité du cœur à celle des intestins , il n'est pas facile de le déterminer , & il n'est pas non plus né-
cessaire de le faire. Les expériences de M. Haller ne dé-
cident point clairement si le cœur est plus ou moins irri-
table que les intestins (g). Les mouvemens du cœur sont , à la vérité , plus forts & plus souvent répétés. Mais dans plu-

(g) Act. Gotting. vol. 2. p. 147.

sieurs animaux , ceux des intestins persévèrent aussi long-tems
après la mort , ou même davantage.

3. La troisiéme raison de M.
Haller est que des parties privées de sentiment sont irritables. Il n'en apporte aucun
exemple , & on ne peut réellement nommer aucune partie
irritable , qui soit naturellement insensible , & qui ne re-
çoive point de nerfs (*h*). Mais

(*h*) M. Haller cite , à la vérité , sur l'autorité de Lups , l'arriere-faix & les membranes de l'œuf comme irritables , quoique privées de nerfs. Mais si l'irritabilité,
comme il en convient lui-même , est une
propriété des fibres musculaires seules , il
s'ensuivra que les membranes de l'œuf ,
qui ne sont pas musculaires , ne peuvent
être irritables. En supposant qu'elles
fussent l'un & l'autre , il n'est pas clair ,
qu'elles ne puissent être fournies de petits
filamens nerveux , qui s'y distribuent avec
le cordon ombilical.

un fait, qu'il croit équivalent à des exemples, est que les muscles continuent d'être irritables, non seulement après qu'on a lié ou coupé leurs nerfs, & qu'on a ainsi détruit toute communication entre ces muscles & le cerveau, mais encore après les avoir entièrement séparés du corps. Il faut avouer que cette raison est très-forte. J'ai cependant montré dans la dernière section de mon Essai sur les mouvemens vitaux & involontaires des animaux, qu'elle n'est pas absolument concluante, & j'espère le faire voir encore plus clairement par les remarques suivantes.

I. Quoique l'irritabilité des muscles subsiste jusqu'à un certain point, quelque tems après la ligature, ou la destruction de leurs nerfs , il ne s'enfuit pas que cette force ne dépende ou ne provienne pas des nerfs. S'il en étoit ainsi , les muscles , fournis de sang par les artères , conserveroient dans les animaux vivans leur irritabilité , non seulement quelques minutes , mais encore pendant des jours entiers après la ligature , ou après la section de leurs nerfs *.

* S'il étoit permis de se livrer à des conjectures dans une matière si pleine d'obscurités, je dirois que , quoiqu'il ne puisse y avoir de sensation ou de perception dans le cerveau, quand on pique un nerf au-dessous de l'endroit où il est lié ou coupé , cependant, si l'ame est présente par-tout dans le corps, comme il paroît très-probable , il peut s'exciter dans le nerf même quelque espèce de sentiment, ou de sensation ; or cela peut suffire pour produire un mouvement dans les muscles auxquels ce nerf se distribue.

Le Docteur Stuart a apporté plusieurs raisons, pour prouver que l'extrémité in-

D'ailleurs, si l'irritabilité des muscles n'étoit pas dûe aux férieure de chaque nerf doit être considérée comme le cerveau de l'organe, ou de la partie dans laquelle il se termine ; que l'ame n'est pas bornée au cerveau ou à quelqu'une de ses parties, mais qu'elle est présente partout dans le corps, aux extrémités des nerfs, comme à leur origine (Dissert. de Mot. Musculari, cap. v.). Si ce sentiment est vrai, pourquoi un muscle, dont le nerf est lié ou coupé, ne pourroit-il pas conserver la sensibilité & l'irritabilité pendant quelque temps ? Sa sensibilité ne sera pas, à la vérité, accompagnée de ce qu'on nomme sentiment intérieur, (*consciousness*) pour le distinguer de la sensation simple ; parce que cet acte réfléchi, par lequel une personne sçait que ses pensées & ses sensations lui appartiennent, est une faculté de l'ame, qui ne s'exerce que dans le cerveau, avec lequel toute communication est alors détruite.

Comme l'ame paroit imaginer, juger, raisonner & se ressouvenir dans le cerveau seulement, pourquoi ne pourroit-elle pas avoir de même, dans les autres parties du corps, les sensations ou les facultés, qui sont nécessaires pour entretenir leurs différentes fonctions ? Par exemple, pourquoi ne pourroit-elle pas avoir dans les fibres musculaires la simple faculté de

nerfs , ou à leur influence , de quelque maniere que ce ſoit ,

ſentir , & de faire naître du mouvement ? Ou , ce qui revient tout-à-fait au même , tandis que l'ame raiſonnable agit ſeulement dans le cerveau , il y a peut-être , comme quelques auteurs l'ont penſé , un principe ſenſitif , qui anime tout le corps , & qui continue de rendre actives les parties , quelque temps après que leur communication avec le cerveau eſt interrompue , c'eſt-à-dire , auſſi longtemps qu'elles reſtent dans un arrangement convenable pour que ce principe agiſſe ſur elles.

L'opinion la plus probable paroit cependant être que l'ame réſide dans tout le corps , aux extrémités des nerfs , auſſi bien que dans le cerveau. Ce n'eſt que dans le cerveau qu'elle exerce les facultés de la raiſon & du ſentiment réfléchi. Ailleurs , elle n'eſt capable que de ſimple ſenſation. Quand la communication d'une partie avec le cerveau eſt coupée , l'ame n'apperçoit plus la ſenſation ſimple excitée dans cette partie , & il n'y a point par conſéquent de ſentiment réfléchi. Les nerfs étant alors privés de l'influence que le cerveau avoit coutume de leur tranſmettre , ils deviennent bientôt incapables de remplir leurs fonctions : ainſi les facultés de ſimple ſenſation & de mouvement dans la partie , ſi elle eſt muſ-

pourquoi

pourquoi un *stimulus* appliqué
aux nerfs, ou à la moëlle allongée, produiroit-il des convulsions violentes ?

culaire, cessent par degrés, jusqu'à ce
qu'enfin elle soit tout-à-fait morte. La
communication entre les différens organes & le cerveau est donc nécessaire pour
entretenir leurs nerfs, par le moyen de
quelque influence qui leur est transmise,
dans un état convenable, pour remplir
leurs fonctions, & pour être affectés par
leurs différens objets. Elle l'est encore,
pour que l'ame, comme un être raison-
nable & doué du sentiment intérieur,
puisse connoître ces impressions.

On ne doit pas nous objecter, que nous
attribuons les facultés intelligentes de
l'ame, aux organes corporels. L'ame,
dans son état d'union avec le corps, ne
peut exercer ses facultés raisonnables que
dans le cerveau. Elle ne goûte, elle ne
sent, elle ne voit, elle n'entend que par
le moyen des différens organes appropriés
à ces fonctions. Mais quoique l'imagina-
tion, la mémoire & les facultés raisonnables dépendent du cerveau, ce n'est
cependant pas le cerveau qui pense, qui
imagine, qui raisonne, qui se souvient.
Quoique le goût dépende de la langue,
l'odorat du nez, la vision des yeux,

K

Ces convulsions ne peuvent venir de l'impulsion d'un fluide subtil vers les muscles, puisque, comme M. Haller & d'autres auteurs l'ont observé (*i*), ces mouvemens ont également lieu, soit que l'on presse de bas en haut, ou de haut en bas, le nerf qui se distribue à un muscle. Si ces convulsions étoient dûes à la proximité des nerfs aux muscles, ou à leur connexité, l'irritation des tendons en

l'ouie des oreilles, cependant ces organes ne voient, ni n'entendent, ni ne goûtent, ni ne sentent, mais c'est seulement le principe qui les anime.

Il est à propos de remarquer que, soit que ces conjonctures que je donne avec beaucoup de défiance, soient regardées comme probables, ou non, l'argument touchant le principe irritable des muscles n'y est point intéressé. C'est un point qu'on doit déterminer par des expériences & par des observations, & non par des raisonnemens métaphysiques.

(i) Act. Gott. vol. 2. p. 136.

produiroit de plus fortes, que
celle des nerfs. On remarque
cependant le contraire : car,
tandis que l'irritation d'un nerf
excite des convulsions plus violentes dans les muscles, que le
déchirement même de leurs fibres, le tendon piqué ou irrité
n'y produit aucun changement.
La raison en est claire. Le tendon n'a que peu, ou point de
sentiment (*k*), & le nerf en a
un très-vif.

Quand, après avoir coupé
la tête à une grenouille, on détruit la moëlle de l'épine avec
un fil d'archal rouge, on n'excite aucun mouvement sensible
dans ses extrémités ou dans son
corps, en les piquant, en les
coupant, ou en les irritant de
quelque manière que ce soit.

(*k*) Ibid, p. 140.

Si , après avoir enlevé la peau
des cuiſſes , on irrite ces muſcles , on voit que leurs fibres
ne ſont agitées que d'un foible
mouvement alternatif de palpitation. Or , les mouvemens
convulſifs violens , excités par
irritation dans les jambes &
dans le tronc d'une grenouille ,
après lui avoir coupé la tête ,
doivent certainement être attribués à l'intégrité de la moëlle
de l'épine , puiſqu'ils ceſſent
auſſitôt qu'elle eſt détruite. Il
eſt donc très - probable que le
foible mouvement de palpitation dans les muſcles des cuiſſes d'une grenouille qu'on ai-
guillonne , après la deſtruction
de la moëlle de l'épine , dépend de l'influence ou de la
force de leurs nerfs , qui de-
meurent encore dans leur en-

tier (*l*). Quoique les fibres des muſcles qu'on irritoit, après la deſtruction de la moëlle de l'épine, euſſent un foible mouvement de palpitation, il n'y avoit cependant point de ſympathie entre les différens muſcles, ou les autres parties du corps, comme on en obſervoit lorſque la moëlle de l'épine étoit entiere.

Il ſemble que l'on peut conclure de cette expérience ſingulière, que les nerfs diſtribués aux différentes parties du corps, n'ont de communica-

(*l*) Les mouvemens alternatifs du cœur continuent long-tems après la deſtruction du cerveau & de la moëlle épiniere dans pluſieurs animaux : ainſi il y a apparence que ſes nerfs ſont conſtitués de maniere, qu'ils rendent ſa force mouvante moins dépendante des influences immédiates du cerveau & de la moëlle de l'épine, que celle des muſcles volontaires.

tion qu'à leur origine dans le cerveau , ou dans la moëlle épiniere , & que c'eſt-là peut-être la ſeule cauſe de la ſympathie qui ſe trouve entre les différentes parties du corps.

Les foibles mouvemens alternatifs , produits par l'irritation des muſcles , dont on a lié ou coupé les nerfs , ne prouvent donc point que leur irritabilité ſoit indépendante de l'influence nerveuſe. Il s'enſuit ſeulement qu'ils ne viennent pas d'une nouvelle dérivation d'eſprits , qui ſe faſſe du cerveau aux muſcles. La préſence de l'influence nerveuſe dans leurs fibres , & les eſprits qui reſtent dans les nerfs , au deſſous de la ligature , & dans les fibres muſculaires , peuvent ſuffire pour y conſerver un certain degré d'irritabilité pendant un certain tems.

Pour prouver que l'irritabilité est indépendante du cerveau & des nerfs, M. Haller apporte encore l'exemple des plus petits insectes, qui n'ont point de tête, & qui sont cependans irritables *(m)*. Mais on prouveroit aussi par cet exemple, que la sensibilité & le mouvement volontaire sont indépendant du cerveau & des nerfs; car les plus petits insectes semblent doués de sentiment, & ils ont certainement des mouvemens volontaires. Les insectes, qui n'ont point de tête, ne peuvent-ils pas avoir des parties qui suppléent au cerveau, & qui donnent naissance aux nerfs? Ou bien

____

(m) Act. Gotting. vol. 2. pag. 156.

K iv

les nerfs dans ces insectes, ne
peuvent-ils pas être construits
de manière à produire d'eux-
mêmes, sans le secours du cerveau, des mouvemens & des
sensations ? On ne peut tirer
aucune conséquence de l'analogie fondée sur une structure
des animaux, qui est entiérement inconnue.

2. M. Haller convient que
la substance médullaire du cerveau est sensible (*n*), parce que
les muscles du corps entrent
dans des convulsions extraordinaires, lorsqu'elle est blessée
dans des animaux vivans. Or,
si ces mouvemens convulsifs
sont une preuve de sa sensibilité, pourquoi refuser le sentiment au cerveau dans les ani-

(*n*) Act. Gott. vol. 2. p. 130 & 134. &
primæ lineæ physiol. édit. 2. p. 238.

maux qu'on vient de tuer, puifqu'on reffufcite le mouvement
de leur cœur en irritant la
moëlle allongée, & qu'on fait
entrer en convulfion tous les
mufcles, en difféquant la moëlle de l'épine (o) ? Dans les animaux, qui viennent de mourir,
les mouvemens convulfifs produits par l'irritation de la moëlle allongée ou épinière, font
plus foibles & moins remar-
quables que dans des animaux
vivans. Mais, puifque ces mouvemens font pareils, pourquoi
ne feroient-ils pas également
des marques de fenfibilité, &
pourquoi la caufe n'en feroit-
elle pas la même ? Car, comme
la mort termine bientôt toute
efpece de fentiment & d'acti-

(o) Kanu impetum faciens, n°. 330 &
330.

vité dans les parties de la plûpart des animaux, on ne doit
pas douter que ces facultés ne
commencent à s'affoiblir dans
le moment même, & par conféquent tous les mouvemens
qui en dépendent.

Si les convulfions excitées
par l'irritation d'un nerf dans
fon état naturel, démontrent
qu'il eft fenfible, de pareilles
convulfions, quoique plus foibles, produites dans les mufcles, en irritant un nerf lié ou
coupé, doivent auffi prouver
qu'il conferve encore fa fenfibilité jufqu'à un certain point.
Ainfi, lorfqu'on a détruit toute
communication avec le cerveau, par le moyen des nerfs,
les mouvemens convulfifs, qui
naiffent d'un *ftimulus* appliqué
à une partie quelconque, font

une preuve de sa sensibilité ; car, si on peut attribuer ces mouvemens aux nerfs lésés par l'irritation, lorsque la communication est conservée, on doit aussi les leur attribuer lorsqu'elle est détruite.

3. On demandera peut-être ici comment les nerfs, qui ne communiquent plus avec le cerveau, peuvent conserver quelque sensibilité.

Je répondrai qu'il est impossible de rendre raison de ce phénomene, par aucune propriété connue de la nature du corps, ou de l'ame, ni par une connoissance distincte de la maniere dont ces deux substances sont unies, ou agissent l'une sur l'autre. Mais une infinité d'observations, & des expériences faites sur différens animaux,

font voir qu'il n'eſt gueres poſſible de révoquer ce fait en
doute. On a lieu de croire, que
les parties de différens inſectes continuent d'être ſenſibles
longtems après leur ſéparation
mutuelle. Boyle rapporte que
les mouches s'accouplent, &
font des œufs après qu'on leur
a coupé la tête (*p*) : Que les
vipères, trois jours après qu'on
leur a enlevé la tête & le cœur,
font manifeſtement ſenſibles
aux piquures. Elles meuvent
leur corps quand on les pique,
exactement de la même ma-
nière que ſi elles étoient entières (*q*).

Redi rapporte que la tête
d'une vipère mord une demi-

(*p*) Uſefullneſſ of Expérim, philoſophy,
part. 2. p. 16.
(*q*) Ibid. p. 16.

heure après qu'on l'a séparée
du corps (*r*).

J'ai souvent observé que la
tête d'une grenouille étant coupée, elle continuoit pendant
une demi-heure de mouvoir les
paupières, les narines, & les
muscles de la machoire inférieure, quand on lui touchoit
avec une sonde le cerveau, ou
la peau de la tête ; qu'elle remuoit même quelquefois les
yeux & les paupières, sans
qu'on la touchât. La tête de la
grenouille continue donc d'ê-
tre animée pendant un tems
considérable, après la séparation du corps, & de faire non
seulement des mouvemens involontaires, quand on l'irrite ;
mais elle a aussi, en apparence,

(*r*) Vid. observat. Jacobæi de Ranis &
lacertis, p. 58.

des mouvemens volontaires.

Le corps d'une grenouille, féparé de la tête, conferve la faculté de fe mouvoir pendant environ une heure ; & quand on coupe, ou qu'on bleffe les jambes ou les pattes de derrière de cet animal ainfi mutilé, le corps s'éleve fur la table, & fe meut quelquefois d'un endroit dans un autre.

Si on pique, ou fi on coupe avec un couteau les mufcles des cuiffes, on y excite des contractions ; mais les convulfions de ces mufcles, ou des mufcles voifins, ne font pas à beaucoup près fi fortes, que quand on bleffe les pattes.

D'où viennent ces effets ? Pourquoi les mufcles des jambes & des cuiffes ne font-ils pas agités de convulfions plus for-

tes, quand on les blesse immédiatement, que quand on blesse
les pattes ? Cela arriveroit certainement, si les mouvemens
des muscles qu'on irrite dépendoient de quelque propriété de
la matière insensible qui les
compose. Mais si, comme nous
le pensons, on doit tous les attribuer au sentiment, il est aisé
de voir que les pieds & les
doigts étant plus sensibles à la
douleur, que les muscles des
jambes ou des cuisses, leur irritation doit occasionner des
contractions plus fortes que
celle de ces dernieres parties.

De plus, ou la tête & le
corps d'une grenouille continuent d'être animés pendant
un tems considérable après leur
séparation mutuelle, ou il faut
dire que la vie, le sentiment &

les facultés actives des animaux
ne font que des propriétés de
cette efpece de matière dont
ils font compofés. La première
opinion eft fujette à quelques
difficultés , qui naiffent *feulement* de notre ignorance fur la
nature des êtres immatériels ;
mais la dernière eft contraire
à tout ce que nous connoiffons
de la matière & de fes propriétés. Il faudroit lui attribuer des
forces qu'elle n'a point, & notre
foible intelligence s'arrogeroit
le droit de limiter les facultés
des êtres immatériels, leur maniere d'agir fur des corps, & de
co-exifter avec eux.

Si l'ame ne réfide que dans
le cerveau , comme plufieurs
l'ont penfé (*t*) , d'où vient
qu'un pigeon vit plufieurs heu-

(t) Act. Gott. vol. 2. p. 153.

res après la privation de cette partie si essentielle ? Comment est-il possible qu'il vole d'un endroit dans un autre (*u*) ? A. quelle cause devons-nous attribuer dans une vipère à qui on a coupé la tête, la continuation de la vie & du mouvement pendant trois jours ; dans une tortue, pendant trois semaines, & même pendant six mois, lorsqu'elle n'a perdu que le cerveau (*x*) ? Les mouvemens exécutés par ces animaux ne peuvent certainement être attribués à leur partie matérielle seule, à moins qu'on ne leur refuse une ame avec Descartes, & qu'on ne rapporte toutes leurs actions à un méchanisme corporel.

(*u*) Baglivi opera præf. p. xj.

(*x*) Redi observat. circa animal vivent, p. 209, &c.

L'ingénieux Docteur Hales m'écrit qu'ayant mis une ligature autour du col d'une grenouille, pour empêcher l'effusion du sang, il lui coupa la tête, & qu'il observa, trente heures après, que le sang circuloit librement dans la membrane qui joint les doigts des pattes. Elle remuoit le corps, lorsqu'on l'irritoit. Mais en poussant une aiguille dans la moëlle de l'épine, la grenouille souffrit des convulsions violentes, & elle resta immédiatement après sans mouvement.

Si donc, dans les pigeons, les grenouilles, les vipères & les tortues, l'ame n'est pas bornée au cerveau, si elle continue d'animer leurs corps indépendamment du cerveau même, & si, dans plusieurs insectes qui en sont privés , chaque partie du corps est sensible & irritable (*y*) ; pourquoi dans l'homme , & dans les animaux, qui lui ressemblent le plus , l'ame ou le principe sensitif ne pourroit-il pas continuer de rendre actives , pendant quelques minutes , les parties dont on a détruit la communication avec le cerveau (*z*) ?

Si on demandoit à tout hom-

(*y*) Act. Gotting. vol. 2. p. 138.

(*z*) La différence entre l'homme & les animaux qui vivent longtems après qu'on leur a coupé la tête, ou qu'on leur a enlevé le cœur, semble consister en ce que les derniers sont formés de manière , qu'un nouvel abord de sang & d'esprits, fournis par le cœur & par le cerveau , n'est pas immédiatement nécessaire pour conserver les différentes parties dans un état convenable, pour que l'ame puisse agir sur elles. Il paroit que l'homme, & plusieurs autres animaux , ont besoin de nouveau sang & de nouveaux esprits pour faire ces fonctions.

me de bon sens, qui n'auroit aucune connoissance des opinions des philosophes, pourquoi le cœur d'une grenouille, séparé du corps, continue de battre, & pourquoi il renouvelle ses mouvemens lorsqu'on le pique ; il répondroit, sans hésiter, que c'est parce qu'il y a de la *vie* dans ce cœur. Cette réponse est bonne, & le plus habile philosophe ne pourroit peut-être nous en donner une meilleure. Si donc la vie dans les animaux dépend de l'action d'un principe distingué de la matière, nous avons raison de conclure, que ce principe continue de les animer, tandis qu'il reste des signes de vie dans leurs corps, ou dans quelque partie.

On observe dans les animaux

vivans deux espèces de mouvemens, qui viennent d'irritation : l'un, quand le muscle ou
l'organe même est irrité ; &
l'autre, quand le *stimulus* affecte seulement quelque partie
voisine ou éloignée. Le premier (& le mouvement du
cœur est de ce genre) paroît
dépendre de l'ame, ou du principe sensitif, agissant dans la
partie qui est mue. Le second
vient de l'ame, appercevant &
agissant dans le cerveau. L'é-
ternuement excité par une irritation du nez, la contraction
du diaphragme dans le vomissement, dans le tenesme, ou
dans la strangurie, sont de ce
genre.

Dans le premier, la communication immédiate avec le cerveau n'est pas absolument né-

cessaire : il faut seulement que le muscle ou ses nerfs conservent assez de la force nerveuse, pour que ses fibres obéissent à l'action de l'ame ou du principe sensitif. Il en est tout autrement dans la seconde espèce, où le mouvement est produit par le moyen du cerveau, & non par un *stimulus* appliqué à la partie qui se meut. Ainsi, dans un animal mort, on n'excite point de contraction dans le diaphragme, en lacérant ou en piquant l'intestin rectum, ou le col de la vessie ; cependant ces irritations peuvent solliciter les fibres de ces parties mêmes, à quelques mouvemens de palpitation.

Si on irrite la membrane musculaire de l'estomac, on y excite des contractions quelque

tems après la mort de l'animal ;
mais cette irritation n'affecte
point le diaphragme, comme il
arriveroit si l'animal étoit vivant. Lorsqu'on irrite un mufcle des jambes d'une grenouille,
quelque tems après lui avoir
coupé la tête, les mufcles des
jambes & des cuiffes entrent
prefque tous en contraction, fi
la moëlle de l'épine eft entiere ;
mais auffitôt que cette moëlle
eft détruite, quoique les fibres
des mufcles qu'on irrite aient
un foible mouvement de palpitation, les mufcles voifins
reftent dans un parfait repos.

De ce que l'ame, ou le principe fenfitif, continue d'animer
pendant quelque tems les parties féparées des animaux, il ne
s'enfuit pas qu'elle foit réellement divifible & féparable en

autant de parties que le corps.
C'eſt bien injuſtement que M.
Haller m'attribue cette opinion (*a*) , que j'ai combattue
ailleurs (*b*) par des raiſons qu'il
n'eſt pas néceſſaire de répéter
ici. J'ajouterai ſeulement que
l'indiviſibilité de l'ame dépend
de ſa nature même , & qu'elle
n'eſt point attachée à l'unité du
corps.

Il faut avouer que cette matière eſt pleine d'obſcurité :
mais chaque partie de la nature
nous offre des myſtères , dès
que nous voulons pouſſer un
peu loin nos recherches. Il n'eſt
donc point ſurprenant qu'on
rencontre des difficultés preſque inſurmontables en expli-

(*a*) Act. Gott. vol. 2. p. 137.
(*b*) Eſſay on vital mot. &c, page 380.
&c.

quant

quant les mouvemens des animaux, lorsqu'on veut remon-
ter jusqu'à leur première origine. On ne comprend pas
la communication du mouvement, ni d'autres effets de la
matière sur la *matière* même.
Comment pourroit-on concevoir de quelle manière un principe *immatériel* agit sur la matière ? Mais, la connoissance
imparfaite que nous avons de
cette substance suffit pour nous
faire voir que l'inactivité est une
de ses propriétés essentielles ;
& par-là, nous sommes con-
vaincus de la nécessité d'attribuer la vie & les mouvemens
des animaux à la puissance d'un
être *incorporel*.

Si on savoit de quelle manière l'ame existe dans le corps,
la façon dont elle agit sur lui,

ou dont elle lui eſt unie, on
pourroit peut-être nous objecter les connoiſſances certaines
que l'on auroit ſur ces matières.
Mais il eſt déraiſonnable d'atta-
quer une opinion fondée ſur
l'expérience & ſur l'analogie,
par ſa contrariété ſuppoſée avec
ce que l'on ignore entiérement.
Car il eſt viſible qu'on ne peut
ni affirmer, ni nier qu'une choſe
eſt compatible ou incompatible
avec une autre, dont on n'a aucune idée.

SECTION III.

M. Haller, après avoir tâché de prouver que l'irritabilité eſt indépendante du ſentiment, conjecture qu'elle réſide
dans la matière glutineuſe, qui
unit les élémens terreſtres, dont

les fibres musculaires sont composées. Il ajoute, qu'on doit la regarder comme une propriété particulière de cette substance glutineuse, de même que la pesanteur est reconnue pour une propriété générale de la matière, sans pouvoir en déterminer la cause (*c*).

Quoiqu'en dise M. Haller, la matière glutineuse des muscles ne paroît pas avoir plus de force active que toute autre partie. On ne peut rien conclure de ce qu'elle tend à se racourcir, quand on l'étend (*d*); car le gluten de la peau, des ligamens & des tendons a cette propriété, de même que celui des muscles. Ce n'est qu'une

(*c*) Act. Gotting. vol. 2. p. 152.
(*d*) Act. Gotting. p. 154 & 157.

espèce d'élasticité (*e*), qui ne ressemble en rien à cette force de contraction alternative, dont les fibres musculaires sont douées.

M. Haller ajoute, pour fortifier son idée sur la nature irritable du gluten musculaire, que les jeunes animaux, dans lesquels la gélatinosité domine, sont les plus irritables. Cette observation est très-vraie, mais elle ne prouve rien dans le cas présent ; car les tendons, qui ne diffèrent des muscles, que parce qu'ils sont plus durs & plus compactes, la peau & les ligamens ont plus de ce gluten

(*e*) L'élasticité n'est pas une propriété des seuls corps durs, comme M. Haller paroît le penser. On la trouve aussi dans les corps mous ; l'air, la laine & le duvet des plumes sont considérablement élastiques.

que les muscles, & cependant ils ne sont point irritables.

L'irritabilité plus grande des fibres des jeunes animaux, vient de leur plus grande sensibilité, & celle-ci est due à leur plus grande souplesse. Ce qui forme un muscle sensible & irritable dans les animaux nouvellement nés, devient dans la suite un tendon, qui, dans l'état naturel, est privé d'irritabilité, & qui n'a qu'un foible sentiment, ou qui n'en a point du tout (*f*).

Puisque la matière gélatineuse contenue dans nos alimens, & même dans notre sang, est entierement dépourvue d'irritabilité, elle doit tirer cette force de la disposition particulière de ses parties, ou de quelqu'autre changement

(*f*) Act. Gotting. vol. 1. p. 140.

qu'elle éprouve en devenant partie d'un muscle. Si cela eſt, pourquoi les parties les plus fines & les plus ſubtiles du ſang ne peuvent-elles pas être tellement changées dans le cerveau, qu'elles acquierent la faculté de ſentir & de penſer ? Si l'irritabilité eſt une propriété du gluten muſculaire, pourquoi la ſenſibilité & l'intelligence ne pourroient-elles pas être des propriétés de la ſubſtance médullaire du cerveau ? En effet, ſuivant les propriétés connues de la matière, nous avons raiſon de penſer qu'une activité réelle n'eſt pas plus compatible avec ſa nature, que le ſentiment ou la penſée.

M. Haller avance que l'irritabilité peut être une propriété du gluten muſculaire, de même

que la gravité est une propriété
de la matière en général. Examinons cette prétention. La
gravité reste la même, quelque
changement, quelque altéra-
tion qu'on fasse subir à la matière, par le moyen du feu, des
menstrues, &c. Mais, quand
le gluten des muscles en est
extrait, il paroît aussi inert &
aussi privé de forces actives,
que toute autre matière. Lors
même qu'il reste dans les muscles, il perd toute sa force,
dans plusieurs animaux, bientôt après qu'on a séparé ces
muscles du corps.

En supposant que l'irritabilité fût une propriété du gluten
musculaire, comme la gravité
est une propriété de la matière,
il ne s'ensuivroit pas que ce fût
une propriété essentielle. Elle

pourroit venir d'une cauſe ul-
térieure, qui agit ſur le gluten.
L'on convient, après un examen réfléchi de la nature de
la matière, que la peſanteur
ne lui eſt point eſſentielle, &
qu'elle dépend d'une cauſe générale, qui agit ſur elle. On a
attribué la gravité ou à l'opération immédiate & continue
d'un être *immatériel*, ou à l'action de quelque milieu ſubtil &
élaſtique ſur la matière. Le ſecond ſentiment rentre dans le
premier ; car l'élaſticité de ce
milieu doit avoir une cauſe, &
ce ne peut être que l'opération
d'un être *immatériel*.

Il en eſt de même de l'irritabilité. Après avoir prouvé que
les mouvemens des muſcles irrités dépendent d'une propriété
qui eſt en eux , ou dans leur

gluten, il faudroit toujours re-
monter à la puiſſance active
d'une cauſe immatérielle. Ou
bien, on feroit conduit, contre
toute ſaine philoſophie, à attribuer du ſentiment & une activité propre à la matière. Ainſi, comme la gravité n'eſt pri-
mitivement que la puiſſance
même de cet être, qui donne
l'action à toute la nature, il eſt
très-probable que l'irritabilité
des muſcles des animaux vient
de ce principe vivant & ſenſitif, qui anime leur ſtructure.

SECTION IV.

J'AI tâché de détruire la
théorie de l'irritabilité de M.
Haller. Je vais finir par quelques obſervations, qui montre-
ront la liaiſon étroite qu'elle a

avec la senfibilité. Si elles ne démontrent pas que l'irritabi-lité dépend du fentiment, elles donneront au moins à cette opinion beaucoup de vraifem-blance. Mais qu'il me foit per-mis, auparavant, de remarquer que le nom *d'irritabilité* fem-ble renfermer une efpece de vie, ou de fentiment, dans la partie qui en eft douée. C'eft cette vie, ou ce fentiment, qui la rend fufceptible d'irritation. Ce mot feroit donc impropre pour exprimer la force contrac-tive des mufcles ftimulés, fi elle ne dépendoit point de leur fenfibilité. On ne parle jamais d'irriter une pierre, un mor-ceau de bois, un arbre, ni rien qui foit privé de fentiment. Ainfi, l'irritabilité renferme, dans le fens ordinaire, une ef-

pèce de sensibilité. M. Haller
lui-même, malgré son système,
parle plus d'une fois de parties
qui ne sont pas irritables, comme n'étant pas sensibles à l'impression de la matière corro-
sive, ou de tout autre *stimulus*
qu'on leur appliquoit (g); tant
est vraie l'observation du poëte :

Naturam expellas furcâ ; tamen usque
recurret.

Revenons à notre sujet.

I. Nous observons presque
toujours que l'irritabilité des
muscles & des organes du corps
humain est en proportion avec
leur sensibilité. Ainsi, dans les
enfans, dont les fibres & les
nerfs tendres & délicats sont
facilement blessés, & dont

(g) Act. Gotting. vol. 2. p. 142.

toutes les senfations font plus vives, la vitesse du pouls & les fréquentes convulsions montrent que leurs muscles ont un plus grand degré d'irritabilité, que ceux des adultes (*h*).

Les personnes vives, & qui ont les nerfs délicats, font fujettes à des spasmes & à des mouvemens convulsifs de l'estomac, des intestins, &c. & à des palpitations de cœur dans des occasions, qui n'affecteroient presque pas des personnes d'une constitution plus forte, & dont les nerfs font moins mobiles.

D'un autre côté, dans les

(*h*) On peut aussi observer que les parties des jeunes animaux, qui font le plus sensibles, font non seulement plus irritables, mais encore qu'elles conservent la faculté de se mouvoir plus longtems après la mort, ou après leur séparation du reste du corps.

vieillards, dont toutes les sensations sont émoussées, les mufcles font moins irritables, comme on le voit par la lenteur
du mouvement de leur pouls.
Dans l'apoplexie & dans le
coma, où les fens font confidérablement affoiblis, le mouvement du cœur & celui de la
refpiration font très-lents, &
le *ftimulus* des excrémens ne
fuffit pas, comme à l'ordinaire,
pour exciter la contraction des
inteftins, du diaphragme & des
mufcles de l'abdomen.

Les nerfs, qui font les parties les plus fenfibles du corps,
excitent, quand on les irrite,
les mouvemens convulfifs les
plus forts; & fi on les rend, par
une tenfion, plus fufceptibles
de douleur, les convulfions de-

viennent encore plus violentes (*i*).

II. Tout ce qui augmente
la senfibilité des mufcles , ou
des organes du mouvement ,
augmente leur irritabilité.

Ainfi , lorfque l'eftomac eft
enflammé , les boiffons les plus
douces caufent le vomiffement
ou le hoquet ; tandis que dans
l'état naturel de ce vifcère ,
l'eau de vie , le vinaigre , &
d'autres liqueurs piquantes ,
ne produifent point cet effet.
Quand le col de la veffie eft légérement enflammé , ou exco-
rié , l'urine , qui ne fe faifoit
fentir que quand elle étoit abondante , irrite cette partie délicate , & fait naître des efforts
violens & fouvent répétés ,

(i) Act. Gotting. vol. 2. p. 136.

pour vuider la veſſie.

Lorſqu'une inflammation attaque la gorge, les muſcles agiſſent avec plus d'effort dans la déglutition, que quand cette partie eſt dans ſon état naturel. Si les inteſtins ſont dépouillés de leur mucus, ou ſi un léger commencement d'inflammation dans leur membrane interne les a rendu plus ſenſibles, les purgatifs les plus doux agiſſent ſouvent avec autant de force, que les purgatifs violens dans les perſonnes qui jouiſſent d'une ſanté parfaite. Lorſque la ſemence coule dans l'urèthre ſans érection, elle ne fait aucune impreſſion ſur les muſcles accélérateurs de l'urine. Mais dans l'érection, les parties de la verge rendues plus ſenſibles, & étant, pour ainſi dire , à demi enflammées , la semence n'est pas plutôt entrée dans l'urèthre , que les muscles accélérateurs éprouvent des contractions convulsives.

Dans l'inflammation du cœur ou du péricarde , l'irritabilité devient si grande , que le cœur est agité de convulsions & de palpitations violentes. Les tendons mêmes , qui n'ont que peu , ou point de sentiment , & qui ne sont pas irritables (*k*) , dans l'état naturel , deviennent si sensibles au *stimulus* , quand ils sont enflammés , que la piquure , le déchirement , ou toute autre irritation , ont occasionné les plus fortes convulsions.

Une sensation désagréable dans l'estomac , causée par

(*k*) Act. Gott. vol. 2. p. 140.

des vents, par le relâchement
de ses membranes, ou autrement, accélére le mouvement
du cœur, sur-tout dans les personnes dont le genre nerveux
est très-délicat & très-mobile.
Un verre de vin, ou tout ce
qui peut ranimer l'estomac, rallentit ce mouvement.

Une sensation désagréable
dans l'estomac rend le cœur
plus irritable, parce que la sympathie nerveuse, qui est entre
ces deux organes, augmente la
sensibilité du cœur. Une inflammation, ou une irritation extraordinaire dans les reins &
dans les intestins, rend aussi
l'estomac plus irritable. Mais,
il est impossible de concevoir
& d'expliquer comment une
sensation désagréable dans l'estomac pourroit altérer immé-

diatement le gluten des fibres du cœur, dans lequel M. Haller place l'irritabilité de cet organe.

S'il paroît donc que l'irritabilité des organes, moteurs de notre corps, croît à proportion de leur sensibilité, ou de celle des autres parties avec lesquelles ils ont une sympathie remarquable, on regardera, au moins, comme très-probable, que l'irritabilité d'une partie quelconque dépend de sa sensibilité

III. Tout ce qui diminue ou détruit la sensibilité des muscles des animaux, diminue ou détruit aussi leur irritabilité.

Quand les extrémités ou les doigts d'une personne ont été longtems exposés à un froid très-vif, ils deviennent insen-

sibles, & même paralytiques.
L'hyver engourdit les grenouilles, les chauve-souris,
plusieurs insectes & autres animaux, au point qu'ils sont privés de tout sentiment & de
tout mouvement. Leur sang ne
circule point, leur cœur n'a
point de battemens, & leurs
muscles coupés, ou *stimulés*,
n'entrent point en contraction.

Dans le tems de l'incuba-
tion, on observe que le cœur
du poulet bat plus ou moins
vîte, avec plus ou moins de
force, c'est-à-dire, qu'il devient
plus ou moins irritable, selon
qu il est exposé à des degrés de
chaleur plus ou moins grands.
Lors même que le froid a tout-
à-fait arrêté son mouvement,
une douce chaleur le ranime

bientôt, & renouvelle ses contractions (*l*).

Le *punctum saliens*, ou le cœur du poulet, qu'on excite à des contractions plus promptes & plus fortes en l'irritant, ne sent plus l'impression des aiguillons les plus puissans, après qu'on l'a exposé quelque tems à un trop grand froid.

Il paroît donc que le froid détruit la sensibilité & l'irritabilité ; qu'un degré convenable de chaleur les rétablit, & qu'il y a une connéxion si étroite entre ces deux facultés, que l'une ne se trouve jamais sans l'autre.

Si l'autorité pouvoit être de quelque poids dans une ma-

(*l*) Harvey de generat. animal. exercit. XVII.

tière, qui doit être déterminée
par des expériences & par des
observations, j'appuierois mon
opinion de celle d'un des plus
judicieux & des plus heureux
observateurs de la nature. *Ego*
pluribus experimentis certus
sum (dit l'illustre Harvey) *non*
motum solummodo punĉto sa-
lienti inesce, sed sensum etiam ;
nam, ad quemlibet, vel mini-
mum, taĉtum, videbis punĉtum
hoc varie commoveri & quasi
irritari. Vidi, inquam, sœpis-
sime, aliique qui unà mecum
aderant, ab acûs, styli, aut
digiti contaĉtu, immo vero à
calore aut frigore vehementiore
admoto, aut cujuslibet rei mo-
lestantis occursu, punĉtum hoc
varia sensûs indicia, pulsuum
nempe varias permutationes,
iĉtusque validiores ac frequen-

*tiores . edidiſſe ; ut non dubitan-
dum ſit quin punctum hoc (animalis inſtar) vivat , moveatur
ac ſentiat.* De generat. animal.
exercit. XVII.

La citation du Docteur Harvey , me donne occaſion de remarquer l'erreur de ceux qui
croient que l'irritabilité des
muſcles eſt une nouvelle découverte (*m*).

Si on entend par *irritabilité*
la faculté qu'ont les muſcles
de ſe contracter , quand on
les pique , ou qu'on les aiguil-
lonne , il eſt clair qu'elle n'é-
toit pas inconnue au Docteur
Harvey. On pourroit encore
citer pluſieurs auteurs , qui en

(*m*) Tiſſot , Diſcours préliminaire ſur
l'irritabilité , mis à la tête de ſa traduction
du Mémoire de M. Haller ſur les parties
ſenſibles & irritables.

ont particulierement fait mention depuis ce grand hom-
me (*n*). Mais, si on entend par

(*n*) Il y a presque un siécle que les Médecins & les Philosophes connoissent l'irritabilité du cœur, séparé du corps. Swam-
merdam dit qu'en disséquant des animaux
vivans, il a observé des contractions, non
seulement dans les muscles, mais même
dans chaque fibre musculaire, quoique séparée du reste du muscle. *Tractat. de respi-
rat. cap.* VII. §. v. 1667.

Glisson traite en plusieurs endroits de
son livre *De ventriculo & intestinis*, (1677)
de l'irritabilité des parties du corps. Il y
fait mention du cœur & des intestins, comme doués de cette propriété, & il dit spé-
cialement que les fibres des muscles dans
les animaux morts, se contractent lorsqu'on leur applique des liqueurs âcres,
cap. VII. n°. 3. Il donne plusieurs exemples de l'irritabilité causée par la sympathie, & il parle des causes qui peuvent
produire dans les fibres un degré d'irritabilité plus ou moins fort, *cap.* IX, n°. 4,
5, 6 & 7. Il suppose que l'irritabilité naît
d'une perception naturelle dans les fibres,
sans quoi elles ne pourroient pas être affec-
tées par une cause irritante, plus qu'un
sourd ne l'est par les sons. Il distingue
cette perception naturelle, du sentiment,

irritabilité une propriété active du gluten muſculaire ,

ſur lequel il raiſonne fort au long , mais
peu clairement. *cap.* VII.

Peyer , après avoir tâché de réfuter l'o-
pinion de Harvey , qui dit que le cœur du
poulet eſt doué de moûvement , & même
de ſentiment ; & après avoir attribué l'irritabilité de cet organe à ſa ſtructure ad-
mirable , mais inconnue , Peyer ajoute ;
conſtat vero piſcium plurimos , necnon in-
ſecta & alia quædam animalcula motûs ſui
aut vitæ admodum eſſe tenacia , adeo ut in
partes quoque diſſecta ſeſe aliquandiu adhuc
moritent , in primis ſi adhibito ſtimulo , inſuper
laceſſantur. Paverg. anat. med. p. 200, Ge-
nev. 1681.

L'irritabilité du cœur & des inteſtins
étoit ſi bien connue à Bohnius , qu'il déduit le mouvement périſtaltique des inteſtins de l'irritation des alimens , & qu'il
attribue en partie la contraction alternative du cœur au *ſtimulus* du ſang , qui ſe
jette dans ſes cavités , ce que Harvey &
Gliſſon avoient regardé auparavant comme la ſeule cauſe du mouvement du cœur.
Circul. anatom. Phyſiol. p. 105 & 163. ed.
1686.

Baglivi , dans ſon livre *De fibrâ motrice* ,
employe un chapitre tout entier à traiter
de *l'irritation des ſolides , ou des ſtimulus ,*
& de leurs différens effets. Il paroit , par ce

analogue

analogue à la gravité , il faut
avouer que c'est une nouvelle

chapitre , qu'il n'ignoroit point la force
du *stimulus* pour exciter les parties des animaux vivans à se contracter. On trouve
aussi dans cet auteur plusieurs expériences
sur l'irritabilité du cœur séparé du corps ;
& il fait en particulier mention , que les
piquures excitent des convulsions dans les
grenouilles une heure après qu'on leur a
ôté tous les viscères de la poitrine & du
bas-ventre. *Exp. xj. de circulat. sanguinis
in rana.*

Parmi les auteurs les plus modernes , le
Docteur de Gorter a remarqué , dans plusieurs endroits de ses ouvrages , les mouvemens qui naissent de l'irritation des parties des animaux , & il observe qu'on ne
doit point expliquer ces mouvemens par
l'élasticité : *Sed præterea cum omnes fibræ
nervosæ vellicatæ sese inordinate & involun-
tariè moveant , patet minimam causam sæpe
sufficere ad totam corporis œconomiam turban-
dam.—Cur autem à vellicatione pars aliqua
nervosa statim contrahitur , difficile explica-
tur ; veritas autem ejus asserti ubique mani-
festa est , non modo in nervo isto vellicato ,
sed & in reliquis surculis nerveis ab eâdem
origine venientibus , ut in sternutatione , tussi ,
vomitu &c. sentio id esse ascribendum summi
opificis placito , qui voluit corpus nostrum
concinnare , ut statim ac vellicetur pars ner-*

M

découverte, qui pourroit bien n'être pas confirmée par le

vosa, ibidem demandentur spiritus; hoc enim ab elasticitate partium derivare, vellicatione vel stimulo agitatarum & oscillantium frustra tentarunt multi. Gorteri compend. medicinæ. v. 1. p. 58 & 63. Lugd. Bat. 1735.

M. Monro dit, dans son anatomie des nerfs, »que tous les muscles, mais sur-
» tout le cœur, continuent de se contrac-
» ter d'une façon irréguliere, quelque
» tems après qu'on les a séparés de l'animal
» auquel ils appartenoient, & que quand
» leur mouvement est cessé, on peut le
» renouveller par le souffle, ou par la pi-
» quure d'un instrument aigu. *Anatomy of the human bones &c. p. 38*, troisieme éd. 374¹.

Le Docteur Haller parlant, il y a douze ans, du mouvement du cœur pendant le sommeil, dit : *Cæterum tota theoria ista simplicissimo phænomeno, à nemine negabili, nititur, omnem fibram musculosam animalis vivi, irritatam à quâcumque causâ, continuo in contractionem ire, ita ut hæc ipsa ultima nota sit quâ animalia imperfecta à vegetabilibus dignoscantur.* Par rapport au mouvement du cœur séparé du reste du corps, il dit expressément : *Omnino videtur quod alibi fassus sum, cum* PRÆCEPTORE, *in fibra animali aliquam ad irritationes contractilitatem superesse, quæ simplici elatere fortior,*

tems. *Opinionum commenta de-*
let dies , naturæ judicia confir-
mat.

à motu musculari diversa , quod cerebri cor-
disque non indiga sit , & in ipsa hujus sibræ
humidæ adhuc & integræ fabrica fundata esse
videtur. Boerh. prælect. acad. vol. IV. p.
586 & 616. 1743.

Le Docteur Winter , médecin ordinaire
de la maison d'Orange , a publié , en 1746 ,
un discours sur la certitude de la Médecine-
Pratique , dans lequel on dit qu'il a rap-
porté tous les mouvemens du corps humain à l'irritabilité & à la force du *stimu-*
lus. Il prend cependant , avec Baglivi , la
dure-mere pour la source & le principe de
tous nos mouvemens. Je n'ai pas encore eu
le bonheur de voir ce discours.

Dans un Essai sur les mouvemens vitaux
& involontaires des animaux , publié en
1751 , j'ai consideré particulierement trois
espèces de contractions , qu'on remarque
dans les muscles des animaux ; 1o , la contraction naturelle ; 2o , celle qui est volontaire ; 3o , l'involontaire , qui naît d'un
stimulus. J'ai tâché de démontrer que tous
les mouvemens vitaux & involontaires dépendent de quelque *stimulus* , qui irrite ou
les organes mus , ou quelque partie avec
laquelle ils ont une sympathie particu-
liere; que les contractions alternatives ex-

Revenons à notre objet. L'o-
pium, qui est remarquable par

citées dans les muscles, par des matières
irritantes, sont dues à leur sensibilité, &
que ce n'est qu'un effort de la nature pour
écarter ce qui est nuisible. J'ai conclu de-
là, que si la sensibilité des muscles n'est
pas une propriété de la matière dont ils
sont composés, mais qu'elle vienne d'un
principe supérieur qui les anime, on doit
rapporter, en dernier ressort, tous les mouvemens vitaux & involontaires à la puissance active de ce principe.

Enfin, M. Haller, dans son Mémoire
*De partibus corporis humani sensibilibus &
irritabilibus*, publié parmi ceux de la Société Royale des Sciences de Gottingue en
1752, a prouvé, par un grand nombre
d'expériences curieuses, que toutes les
fibres musculaires sont douées d'irritabilité, ou d'une force de contraction alternative; que certains muscles & certains
organes possèdent cette force à un plus
haut degré que d'autres. Il a tâché de prouver de plus, que l'irritabilité des muscles
est indépendante de l'action des nerfs, &
qu'elle n'a aucune connéxion avec la sensibilité, mais qu'elle réside dans la matière
glutineuse des fibres musculaires.

Il paroît par ce que nous venons de rapporter, joint à l'histoire abrégée de l'irritabilité donnée par M. Haller (Act. Got-

la propriété qu'il a d'affoiblir
& de détruire la senfibilité de
toutes les parties du corps, diminue auffi & fufpend l'irritabilité, ou la force motrice des
mufcles. Ainfi, étant pris en
petite dofe, il arrête le vomiffement & la toux, il appaife
les mouvemens convulfifs de
l'inteftin rectum, de la veffie,
des mufcles du bas-ventre &
du diaphragme dans le tenefme
& dans la ftrangurie, quoique
le *ftimulus*, qui produit ces
mouvemens, continue d'agir
fur les parties. Quand on le
donne en plus grande quantité, il fufpend le mouvement
périftaltique des inteftins, & il

ting. vol. 2. p. 154. &c.) que la force contractive des mufcles aiguillonnés eft connue depuis longtems des Médecins ; mais
que dans ces dernieres années, on en a fait
le fujet de recherches plus particulieres.

M iij

rend les contractions du cœur plus lentes, jusqu'à ce que le cœur devenu par degrés insensible, cesse entierement de se mouvoir.

M. Haller convient que l'opium détruit l'irritabilité de l'estomac, des intestins & des autres muscles; mais il nie qu'il ait aucun effet sur le cœur (*o*), & il paroît révoquer en doute les expériences par lesquelles j'ai montré que l'opium, injecté dans l'estomac & dans les intestins des grenouilles, ralentit le mouvement du cœur, & l'arrête enfin entierement (*p*). J'ai cru qu'il étoit nécessaire d'éclaircir ce point par de nouvelles expériences, que je vais

(*o*) Act. Gotting. vol. 2. p. 147, 154 & 157.

(*p*) Essay on vital motions, p. 370. &c.

rapporter en peu de mots.

(*a*) Après avoir fait une solution trouble d'une demi-once
d'opium dans huit onces d'eau,
j'en injectai, le cinq juin 1755,
à quatre heures dix-huit minutes après midi, dans l'eſtomac
& dans les inteſtins d'une grenouille ; & comme elle rejet-
toit de cette ſolution par l'a-
nus, j'en injectai davantage
pour remplacer ce qu'elle avoit
rejetté. J'ouvris cette grenouille à cinq heures vingt-quatre
minutes du ſoir ; j'obſervai que
le mouvement du cœur étoit
très-lent, & qu'il ne battoit
qu'environ ſept fois dans une
minute. Quand je le touchois
avec la pointe des cizeaux,
ſon mouvement devenoit plus
prompt pendant deux ou trois
pulſations, & il redevenoit en-

suite aussi lent qu'auparavant.
Les autres muscles de cette grenouille n'entroient plus alors
en contraction, quand on piquoit, ou qu'on déchiroit leurs
fibres.

(*b*) Je mis à découvert le
bas-ventre & la poitrine d'une
grenouille, & à sept heures
vingt-huit minutes du matin,
je la plongeai dans une solution trouble d'opium pareille
à celle de l'expérience précédente, & à celle dont je me
suis servi dans les autres, que je
vais rapporter. A sept heures
quarante minutes, je tournai la
grenouille sur le dos, & j'ob-
servai que le cœur battoit environ dix ou onze fois en une
minute. Je la remis sur le ventre, afin qu'elle fût plus expo-
sée à l'action de l'opium. Je la

retournai sur le dos à sept heures quarante-huit minutes, &
voyant que le cœur étoit sans
mouvement, j'ouvris le péricarde. N'obtenant encore par-
là aucun effet, j'enlevai le
cœur, & je le mis sur un plat,
où il fit deux ou trois pulsations ; après quoi, il n'eut plus
de mouvement, quoique pi-
qué différentes fois avec une
épingle.

(c) Je coupai la tête d'une
grenouille, & je détruisis entierement la moëlle épiniere,
en poussant dans le canal de l'é-
pine une petite sonde, qui oc-
casionna de fortes convulsions
dans tous les muscles, sur-tout
dans ceux des extrémités posté-
rieures. Dix minutes après,
j'ouvris la poitrine, & je vis le
cœur battre quarante-cinq fois

en une minute. Seize minutes
après avoir coupé la tête , &
détruit la moëlle épiniere , il
battoit quarante fois en une minute ; une demi-heure plus
tard , trente-six fois ; & vingt
minutes encore plus tard , il
ne faisoit plus que trente pulsations en une minute , & elles
étoient alors très-petites & très-
foibles.

N. B. En ouvrant la poitrine
d'une autre grenouille , immédiatement après lui avoir coupé la tête , & détruit la moëlle
épiniere , je vis le cœur battre
soixante fois en une minute.

(*d*) J'enlevai le cœur d'une
grenouille , & je le mis dans
de l'eau de fontaine à midi
vingt-trois minutes. Après l'y
avoir laissé douze minutes , je
l'en retirai , & il battoit encore

vingt fois dans une minute. L'ayant replongé dans l'eau pendant cinq minutes, il ceſſa de ſe mouvoir ; & l'ayant retiré de l'eau , il n'avoit plus de battemens , excepté quand je le piquois , & il ne faiſoit alors qu'une pulſation.

(e) Je détachai le cœur d'une autre grenouille à onze heures huit minutes , & je le plongeai dans de l'eau de fontaine. Il continuoit de ſe mouvoir à onze heures vingt-huit minutes ; mais il ne battoit pas tout entier : ſon mouvement , quoique d'onze pulſations en trente ſecondes , étoit borné à environ un tiers de ſon volume vers la pointe. Deux minutes après , voyant qu'il étoit ſans mouvement , je le retirai de l'eau , & je le mis ſur une table ,

M vj

où il resta en repos, excepté
quand on le touchoit. Cependant, il recommença bientôt à
se mouvoir; &, vingt-cinq minutes après l'immersion, il faisoit neuf pulsations en soixante-
trois secondes.

(*f*) Je pris le cœur d'une grenouille, & à dix heures trente-
deux minutes je le plongeai
dans une solution trouble d'o-
pium, au même degré de chaleur que l'eau de fontaine em-
ployée dans les deux dernieres
expériences (presqu'au soixantiéme degré du thermomètre
de Farenheit). Après avoir laissé ce cœur plongé pendant dix
minutes, je le retirai de la solution, & je le mis sur une
table : il n'avoit aucun mouvement; & quand on le piquoit
avec la pointe d'un scalpel,

quoiqu'il reprit promptement
sa forme, il n'étoit cependant
point excité à une contraction
propre, comme celui de l'expérience *d*. Je continuai d'observer ce cœur de tems en
tems, pendant plus d'une demi-
heure ; il n'eut point de mouvement.

(*g*) Je mis le cœur d'une
autre grenouille dans la même solution trouble d'opium.
Après l'y avoir laissé sept minutes, je l'en ôtai, & je le mis
sur un plat, où il resta en repos.
Je le piquai avec un couteau,
& il ne fit pas une pulsation entière ; il parut seulement, par
une espèce de mouvement très-
foible, excité dans quelques-
unes de ses fibres, qu'il fût un
peu sensible à cette piquure.

(*h*) M. Robert Ramsay, Etudiant en Médecine, fit, à ma prière, l'expérience suivante. Après avoir fait une ouverture à la cavité de l'abdomen d'un petit chien âgé d'environ six mois, il injecta, par la bleſſure, un gros d'opium diſſous dans deux onces & demie d'eau : mais, avant qu'il pût coudre la plaie, il ſortit environ une once de la diſſolution. Quatre minutes après l'injection, il découvrit la poitrine en coupant les tégumens : l'animal ne donna aucun ſigne de douleur. M. Ramſay ſentit facilement le mouvement du cœur à travers la plévre, il battoit ſoixante-ſeize fois en une minute ; mais le nombre des pulſations diminua inſenſiblement (q). Immé-

(q) Le cœur de ce chien, dans l'état naturel, & avant l'injection, faiſoit cent cinquante pulſations par minute.

diatement après avoir compté
les pulſations, il coupa les côtes de chaque côté du ſternum.
Le cœur mis à découvert, paroiſſoit entièrement gonflé. Il
continua de ſe mouvoir pendant environ cinq minutes, &
il ne fit dans ce tems que ſoi-
xante ou ſoixante-cinq vibrations foibles ; car ce n'étoient
pas des contractions entières.
Pendant que le cœur ſe mou-
voit ainſi, on lui appliqua d'a-
bord de la ſalive, enſuite de
l'eau froide, & enfin de l'huile
de vitriol, qui fronça les parties
qu'elle toucha, preſque de la
même manière qu'auroit fait un
fer rouge. Mais rien n'accéléra
les vibrations du cœur ; elles ſe
ralentirent au contraire par dégrés, juſqu'à leur entière ceſſa-
tion.

Conformément à cette ex-
périence, le Docteur Alston
dit, dans une savante disserta-
tion sur l'opium, qu'une disso-
lution filtrée d'opium ayant été
injectée dans les veines d'un
chien, il fut d'abord attaqué
de convulsions violentes : son
pouls étoit alors fréquent &
petit, mais il devint ensuite
plein & lent (*r*).

Le Docteur Kaau Boerhaave
nous apprend que dans un petit
chien qu'il ouvrit, dix heures
après lui avoit fait avaler trois
grains d'opium, le mouvement
du cœur & des artères étoit
très-lent (*s*).

(*r*) Essais de la Société de Méd. d'Edimb.
vol. 5. p. 190.

(*s*) *Cor lentissime movebatur. Motus in ar-
teriis (scilicet duræ & piæ matris,) debilis &
valde lentus.* Vid. impetum faciens Hippocrat. dictum. n°. 433.

Il paroît évidemment par ces expériences, que l'opium détruit la senfibilité de toutes les parties du corps, & qu'il ôte aux muscles la faculté de fe mouvoir. Le cœur, à cet égard, n'a aucun privilége fur les autres muscles, excepté que fa force motrice n'est pas détruite fi promptement.

Je ne formerai point de conjectures fur la caufe de l'erreur de M. Haller, puifqu'il n'a point décrit fes expériences : mais je ne doute point que fa candeur & fon amour pour la vérité ne le portent à reconnoître qu'il s'est trompé.

IV. Quand on pique une vipère avec la pointe d'un couteau, trois jours après lui avoir enlevé la tête, le cœur & les autres vifcères, elle meut, non seulement les muscles dont on touche les fibres, mais encore les autres muscles, qui n'ont point de connéxion avec ceux qu'on irrite. Ce phénomène indique ou une sympathie entre ces muscles (ce qui suppose du sentiment) ou bien un principe général actif, qui les anime. Pour éviter ce qui le blesse, ce principe étant affecté d'une sensation désagréable, excitée par le *stimulus* appliqué à un muscle quelconque, en fait entrer plusieurs autres en contraction. Pareillement, quand quelques gouttes d'eau bouillante tombent sur la jambe d'une personne, les muscles de cette partie se contractent involontairement, & sur le champ, pour retirer la jambe.

Une grenouille, dont on a

coupé la tête, saute & se meut
souvent pendant un tems très-
considérable, quand on la touche. On observe que , quand
on irrite , de quelque manière
que ce soit , les doigts des pattes de derrière , elle les retire
constamment vers le corps. Si
on les irrite encore , lorsqu'elles font dans cette situation ,
elle les en approche davantage. Si on écarte une des jambes , & qu'on la retienne éten-
due , aussitôt que les doigts de
cette patte font blessés , elle
retire la jambe vers le corps ,
comme auparavant. Si ces effets étoient dus à quelque propriété de la matière insensible
dont les muscles font compofés , pourquoi une irritation des
doigts des pattes ne feroit-elle
pas quelquefois suivie de la con-

traction des muscles extenseurs
des jambes & des cuisses, comme elle l'est de celle des muscles fléchisseurs ? Mais , si on
accorde que ces mouvemens
naissent de la sensation doulou-
reuse dans les doigts des pattes , on verra que , dans ce cas ,
la grenouille fait précisément ,
avec ses membres , le mê-
me mouvement qu'un limaçon
avec ses cornes , quand on les
touche rudement.

Il faut encore remarquer que ,
quand on pique ou qu'on blesse
les doigs des pattes d'une grenouille , immédiatement après
lui avoir coupé la tête , ou l'on
n'excite point de mouvement
dans les jambes , ou l'on n'en
excite qu'un , très-peu sensible.
Mais , si on les touche seulement avec la main , quinze ou

vingt minutes après qu'on lui a coupé la tête, elle retire sur le champ les jambes & les cuisses vers le corps. Si alors on blesse les doigts des pattes, ou qu'on les coupe avec un canif, les muscles des jambes & des cuisses, & la plûpart de ceux du tronc, se contractent fortement, & quelquefois la grenouille se meut d'un endroit dans un autre.

La douleur vive occasionnée par la section de la tête, empêche que l'irritation des doigts ne puisse produire, immédiatement après cette opération, aucun mouvement dans les muscles des jambes & des cuisses (t). Les muscles des extré-

(t) *Duobus doloribus simul obortis, non in eodem loco, vehementior obscurat alterum.* Hipp. aphor. lib. 2, n°. 46.

mités poftérieures , & ceux du tronc , font mis en action par la bleffure des doigts des pattes , faite quinze ou vingt minutes après la fection de la tête , parce qu'alors la douleur produite en coupant la tête eft tellement diminuée , qu'elle n'empêche plus la grenouille de fentir très-vivement la léfion de fes pattes.

Il feroit à fouhaiter que ceux qui cherchent des raifons de l'irritabilité des mufcles dans quelque propriété inconnue de la matière , qui les compofe , nous donnaffent quelque explication probable des phénomènes que je viens de rapporter ; au lieu de raffembler des objections infolubles touchant le fiége de l'ame , fon extenfion , fa divifibilité & fa manière de coexifter avec le corps.

V. Il est plus naturel de recourir à la sensibilité des parties pour expliquer leur irritabilité. Le sentiment intérieur nous avertit que plusieurs mouvemens involontaires dans notre corps viennent d'une sensation particulière, ou dans les organes mus, ou dans quelque partie voisine. Tels sont les mouvemens de l'estomac & du diaphragme dans le vomissement & dans le hoquet, ceux des gros intestins & du diaphragme dans le tenesme, des accélérateurs de l'urine dans l'éjaculation de la semence, & ceux des muscles intercostaux & du diaphragme dans l'éternuement, dans la toux, & quelquefois même dans la respiration. Nous avons même dans le cœur un sentiment particulier,

qui provient sur tout du sang
qui s'y précipite en trop grande
quantité, lorsqu'une surprise,
ou une peur subite excitent des
palpitations dans ce muscle.
On pourroit rapporter un plus
grand nombre d'exemples,
mais ceux-ci suffisent pour montrer la connéxion qu'il y a entre
la sensibilité & l'irritabilité des
organes de notre corps, qui
ont la faculté de se mouvoir.

Dans la supposition que les
mouvemens des muscles ne
vinssent pas de quelque espèce
de sentiment, mais d'une cause
inanimée, leurs contractions
seroient toutes ou réguliere-
ment alternatives, ou uniformes, & non interrompues,
telles que le resserrement des
feuilles de la sensitive (*u*). Mais

(*u*) J'ai montré ailleurs, par des expé-
on

on voit dans le corps humain
que, tandis que la plûpart des
muscles font excités à des contractions alternatives par l'action d'un *stimulus*, il en est
d'autres qui se contractent uniformément, sans aucunes in-
termissions ou relâchemens alternatifs, pendant que le *stimu-*
lus continue d'agir. Telle est la
contraction du diaphragme &
des muscles du bas-ventre,
quand l'intestin rectum est irrité ; celle du sphincter de la
prunelle, tandis que le même
degré de lumière continue d'a-
gir sur la rétine ; & telle est aussi
la contraction des muscles de
l'oreille interne, aussi longtems

riences, que le resserrement des feuilles de
la sensitive, quand on les touche, n'indique aucune espece de sentiment, & ne
ressemble, en aucune façon, aux contractions alternatives des muscles irrités. Essay
on vital motions, &c. p. 245.

N

que le même son frappe cet organe. Le diaphragme même,
qui est excité à une contraction
continue par l'action d'un *stimulus* sur l'intestin rectum , est
agité de convulsions alternatives par une irritation de l'o-
rifice gauche de l'estomac, ou
des nerfs olfactifs. Or , comment expliquer ces faits par le
gluten des fibres musculaires ?
Quelle différence peut faire l'application du *stimulus* au nez ou
à l'anus , par rapport à ce gluten
insensible ? Mais , si on attribue
ces mouvemens à une sensation
incommode dans la partie irri-
tée , on voit , sur le champ ,
qu'ils se font de la manière la
plus efficace pour écarter la
cause irritante , ou pour en
diminuer l'impression (*x*).

(*x*) Vid. Essay on the vital motions, &c.
p. 258 , &c.

D'ailleurs, si les mouvemens des muscles, excités par un *sti-mulus*, ne dépendoient pas de la sensation, comment des passions subites de l'ame pourroient-elles quelquefois arrêter, sur le champ, les mouvemens convulsifs du diaphragme dans le hoquet? Pourquoi une irritation des nerfs olfactifs deviendroit-elle insuffisante pour produire l'éternuement, lorsque les muscles du dos ou de la poitrine sont attaqués de rhumatisme? Enfin, pourquoi les mouvemens convulsifs de l'estomac & du diaphragme, dans le vomissement, seroient-ils souvent interrompus par une peur subite? Il sera difficile, pour ne pas dire impossible, de donner des raisons satisfaisantes de ces phénomènes, si l'on suppose que les mouvemens des muscles ir-

rités viennent d'une propriété
inconnue de leur gluten insensible : mais ils sont clairs & in-
telligibles , dans la supposition
qu'ils dépendent d'une sensation incommode ; car , dès que
ce sentiment est vaincu par un
sentiment plus fort dans une
autre partie du corps , ou , quand
l'ame est si subitement & si fortement affectée par des objets
extérieurs , qu'elle devient presque insensible à l'irritation , les
mouvemens qui en viennent
doivent diminuer , ou cesser entièrement.

Les phénomènes de la GRA-
VITÉ , du MAGNETISME , & de
l'ELECTRICITÉ , sont tous réguliers & uniformes , & ils n'an-
noncent point de sentiment ou
de vie : ainsi , on peut supposer
qu'ils viennent immédiatement
de quelques causes matérielles ,

quoique l'activité de ces causes prenne sa source dans le grand PRINCIPE de la vie & de la force, qui sont dans l'Univers. Mais on apperçoit si clairement, dans plusieurs cas, que les mouvemens des animaux, excités par un *stimulus*, dépendent d'un sentiment incommode; on peut si aisément expliquer leurs différens phénomènes dans cette supposition, & ils sont si inexpliquables dans toute autre, qu'il est étonnant que plusieurs Physiologistes, savans & ingénieux, s'efforcent de renverser cette opinion, pour déduire ces mouvemens des animaux d'une matière inanimée.

La vie, le sentiment & l'activité semblent incompatibles avec les propriétés connues de la matière. Ainsi, quand nous voyons un système de matière

doué de ces facultés, nous pouvons conclure, ſans préſomp-
tion, qu'elles dépendent de
quelque principe actif, qui l'a-
nime. Quand il ſeroit difficile
d'expliquer, dans cette ſuppo-
ſition, quelques-uns des mouvemens obſervés dans un tel
ſyſtème, ou dans ſes parties
ſéparées, nous ne pouvons pas
en conclure qu'ils ne viennent
pas de ce principe ; mais il s'enſuit ſeulement que notre ignorance touchant la nature des
êtres immatériels, leur union
particulière avec le corps, &
leur manière d'agir ſur lui, ré-
pand ſur ces matières des té-
nèbres, que la philoſophie la
plus éclairée ne pourra jamais
diſſiper.

A la fin de ſon Mémoire, M.
Haller m'objecte le petit nombre d'expériences que j'avois

faites sur des animaux mourans. Quoiqu'il fût aisé de répondre à ses réflexions , je les passerai sous silence , parce que je les crois mal-fondées , & que je ne veux rien mettre de personnel dans une dispute philosophique. Je suis persuadé , qu'après les avoir revues , M. Haller lui-même ne les approuvera pas en-tièrement.

FIN.

PRIVILEGE DU ROI.

LOUIS, PAR LA GRACE DE DIEU, ROI DE FRANCE ET DE NAVARRE : A nos amés & féaux Conseillers les Gens tenans nos Cours de Parlement , Maîtres des Requêtes ordi-naires de notre Hôtel, Grand Conseil, Pré-vôt de Paris, Baillifs, Sénechaux, leurs Lieu-tenans Civils & autres nos Justiciers qu'il apparriendra. SALUT : Nos amés JACQUES ESTIENNE , l'aîné, & ROBERT ESTIENNE , le jeune , freres, Libraires à Paris , Nous ont fait exposer qu'ils désireroient faire imprimer & donner au Public un Ouvrage qui a pour titre : *Essais Physiologiques* ; s'il nous plaisoit leur accorder nos Lettres de Privilége pour ce nécessaires. A ces causes, &c. Nous leur avons permis & permettons par ces présentes , de faire imprimer ledit Ouvrage autant de fois que bon leur semblera , & de le vendre, &c.

pendant le temps de six années consécutives, à compter du jour de la date des présentes. Faisons défenses, &c. A la charge que ces Présentes seront enregistrées tout au long sur le Registre de la Communauté des Imprimeurs & Libraires de Paris, dans trois mois de la date d'icelles ; que l'impression dudit Ouvrage sera faite dans notre Royaume & non ailleurs, en bon papier & beaux caractères, conformément à la feuille imprimée, attachée pour modèle sous le contrescel, des présentes ; que les Impétrans se conformeront en tout aux réglemens de la Librairie, & notamment à celui du 10 Avril 1725 ; qu'avant de l'exposer en vente, le manuscrit qui aura servi de copie à l'impression dudit Ouvrage sera remis dans le même état où l'approbation y aura été donnée, es mains de notre très-cher & féal Chevalier, Chancelier de France, le sieur DE LAMOIGNON ; & qu'il en sera ensuite remis deux Exemplaires dans notre Bibliothèque publique, un dans celle de notre Château du Louvre, & un dans celle de notredit très-cher & féal Chevalier, Chancelier de France, le sieur DE LAMOIGNON : le tout à peine de nullité des présentes. Du contenu, &c. Commandons au premier notre Huissier, ou Sergent sur ce requis, de faire pour l'exécution d'icelles tous actes requis & nécessaires, &c. CAR TEL EST NOTRE PLAISIR. Donné à Versailles, le seizième jour du mois de Juin, l'an de grace mil sept cent cinquante-huit, & de notre regne, le quarante-troisième. Par le Roi, en son Conseil, LE BEGUE.

Registré sur le Registre quatorzième de la Chambre Royale des Libraires & Imprimeurs de Paris, nº. 365, fol. 326. conformément aux anciens Réglemens, confirmés par celui du 28 Février 1723. À Paris, le vingt-troisième jour du mois de Juin 1758.

P. G. LE MERCIER, Syndic.

DE L'IMPRIMERIE DE MOREAU.